En Camino
a la
Recuperación

Después de la Cirugía del Corazón
un libro educativo para el paciente y su familia

por Carole A. Gassert, PhD
y Susan G. Burrows, MN, RN

El objetivo de este libro no es reemplazar las
indicaciones ni el tratamiento recomendado
por su médico, sino reforzar lo que usted
ya ha aprendido sobre su cirugía y las
actividades relacionadas.

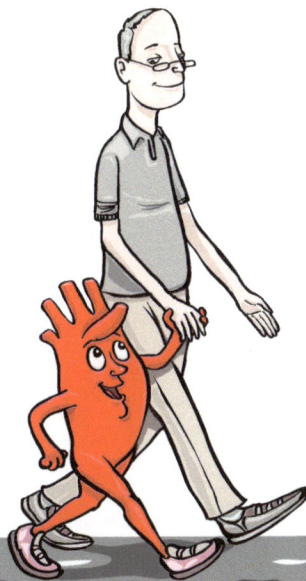

Información sobre las autoras:

Carole Gassert, PhD, RN, FACMI, FAAN ha sido líder de enfermería en informática y cirugía cardíaca. Desarrolló el primer programa computacional de enfermería en el mundo en la Universidad de Maryland. Se ha desempeñado como asesora de enfermería en informática para la Administración de Recursos y Servicios de Salud en el Departamento Federal de Salud y Servicios Humanos. Actualmente, está a cargo del programa de informática y es Decana Asociada de Asuntos Académicos de la Facultad de Enfermería de la Universidad de Utah. Durante muchos años, ha trabajado como Enfermera Clínica Especialista en Cirugía Cardiovascular en el University of Virginia Hospital y Crawford Long Hospital of Emory University. Ha enseñado enfermería cardíaca en la Universidad de Virginia y la Universidad Estatal de Georgia. Además de este libro y el libro para el paciente **Going for Heart Surgery** (Someterse a una Cirugía Cardíaca), Carol ha colaborado en diversos artículos y capítulos de la literatura de la atención de la salud.

Susan Burrows, MN, RN trabajó durante mucho años como Coordinadora Clínica en Cirugía Torácica y Enfermera Clínica Especialista en Cirugía Cardiovascular en Emory. Además de este libro, escribió **Going for Heart Surgery** en conjunto con Carol Gassert. Susan desarrolló un sinnúmero de folletos, incluido un folleto sobre el transplante de corazón. Asimismo, fue la creadora de diversos programas audiovisuales para educar a los pacientes y participó como ponente en diversas conferencias cardiovasculares. Durante muchos años, Susan trabajó como defensora de pacientes que se sometían a cirugía del corazón. Aunque Susan ya no está con nosotros, ¡su dedicación para servir a los demás y su amor vivirán para siempre!

Revisores:

Melissa Blackwell Walker, MS, BS
Clinical Coordinator Preventive Cardiology
University Health Care
Salt Lake City, UT

Carrie Taylor, BSN, RN
Cardiology Case Manager
Preventive Cardiology
University Health Care
Salt Lake City, UT

Rachel Matthews, BSN, RN
Cardiology Case Manager
Preventive Cardiology
University Health Care
Salt Lake City, UT

Traducción al español:
Daniel G. Saavedra
Lingüista Intérprete y
Traductor Certificado

Introducción

Ya está en camino a su recuperación y, al pensar en su regreso a casa, usted se hará muchas preguntas. "¿Cuándo podré conducir?" "¿Tendré que seguir un régimen alimenticio especial?" "¿Cuándo puedo tener relaciones sexuales?" En este libro respondemos esas preguntas y muchas más. También revisamos lo que usted aprendió sobre su corazón y la cirugía del corazón.

Está bien hablar sobre su cirugía con otras personas si tiene presente que la recuperación de cada cual es diferente. Puede ser que otras personas no estén tomando las mismas medicinas ni estén haciendo las mismas actividades ni se recuperen con la misma rapidez.

La rapidez de su recuperación depende de muchas otras cosas:

- el tipo de cirugía al que usted se sometió

- qué tan activo era usted antes de su cirugía

- su edad

- la manera como usted se siente con respecto a su salud, enfermedad y recuperación

Usted volverá a sentirse fuerte, recuperando su confianza y bienestar.

¡Le deseamos una pronta recuperación!

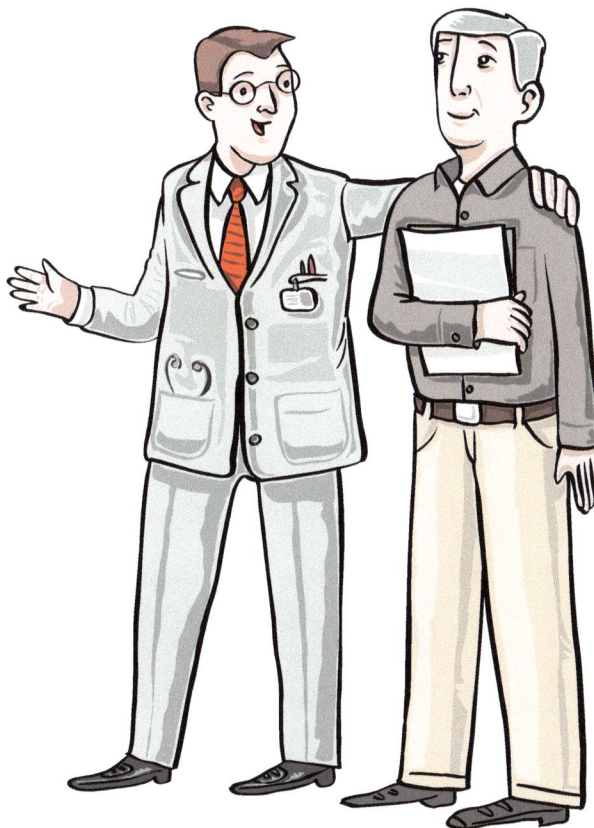

Contenido

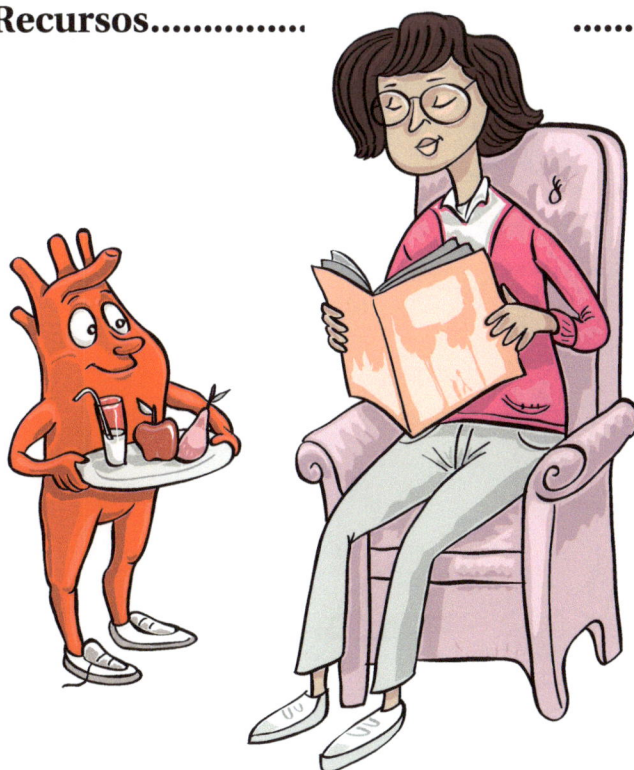

El regreso a casa

El día que le den de alta, arregle su horario de manera que pueda descansar bastante. La emoción de regresar a casa puede cansarle mucho. Es por eso que al llegar a casa usted puede necesitar una siesta.

Los preparativos para regresar a casa pueden aumentarle el dolor del pecho. Quizás quiera pedirle a su enfermera que le dé medicina antes de salir del hospital.

En el carro: No es necesario ir a casa en una ambulancia. Es mejor ir en carro porque de esa manera usted puede parar con frecuencia para estirar las piernas o descansar. Para que su viaje sea más cómodo, use ropa holgada y lleve una almohada y una manta. Asegúrese de abrocharse **la correa del hombro y el cinturón de seguridad** al entrar al carro. Puede ser que usted desee colocarse una almohada pequeña entre el cinturón de seguridad y el pecho para sentirse más cómodo.

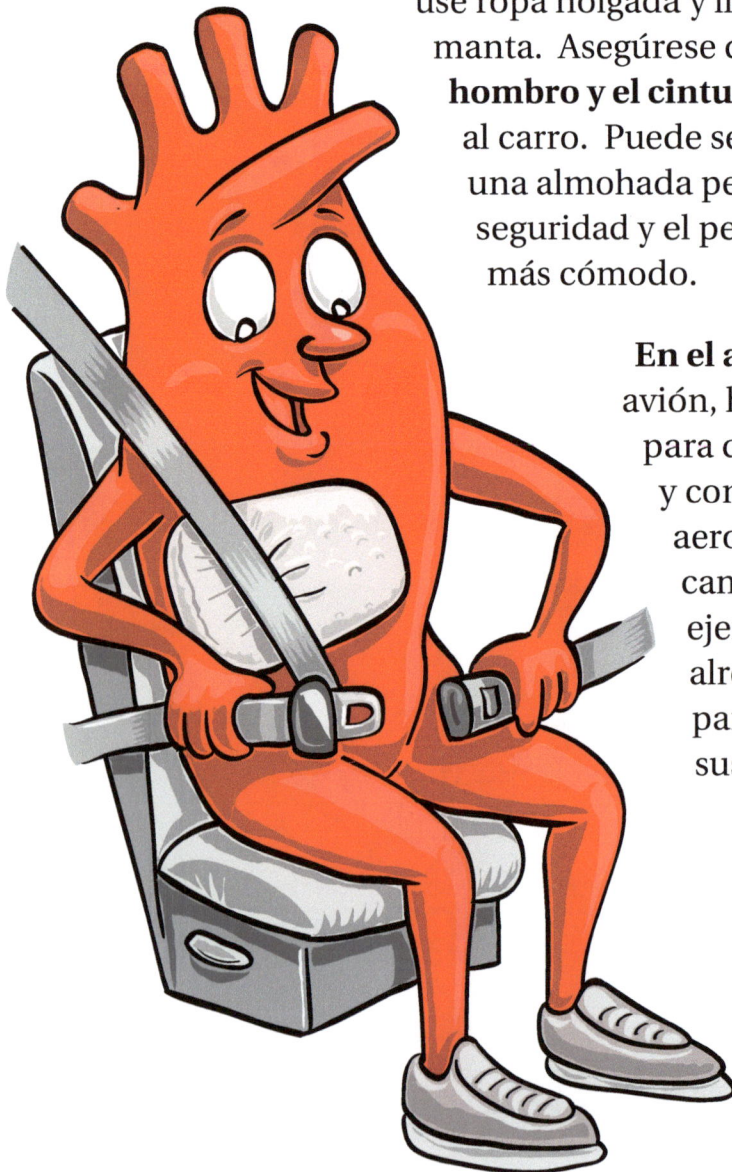

En el avión: Si regresa a casa por avión, haga arreglos por adelantado para que le ayuden con las maletas y con el traslado dentro del aeropuerto. Si es un vuelo largo, cambie de posiciones, haga sus ejercicios de piernas y camine alrededor, si es posible hacerlo, para que fluya la sangre en sus piernas.

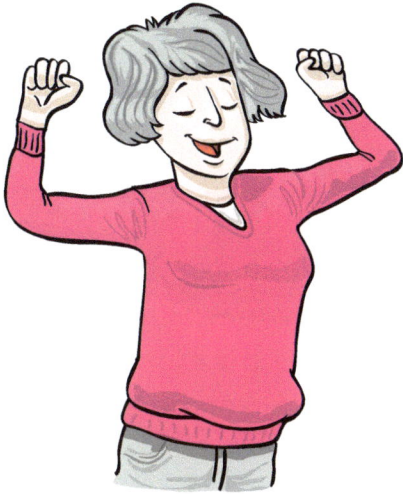

Vuelta a la normalidad

A veces su recuperación parecerá lenta. Usted quizás se sienta sin fuerzas debido a la actividad limitada, la falta de dormir bien, las medicinas y la cirugía misma. Algunos días usted tendrá más energía que en otros. Todo esto es normal.

Sus emociones

Es normal sentirse "decaído" o tener cierta sensación de estar deprimido después de la cirugía. Se requiere mucha energía para lidiar con el miedo y la ansiedad, así que usted quizás exteriorice sus sentimientos más de lo común. Quizás esté lloroso o llore y otras veces esté irritable. Algunas personas tienen pesadillas. Otras experimentan cierta pérdida de la memoria o no se pueden concentrar. A usted le puede preocupar o resultar penoso tener estos sentimientos. Estas emociones deberían desaparecer hacia el final de su recuperación (4 a 6 semanas). Si no desaparecen, llame a su médico.

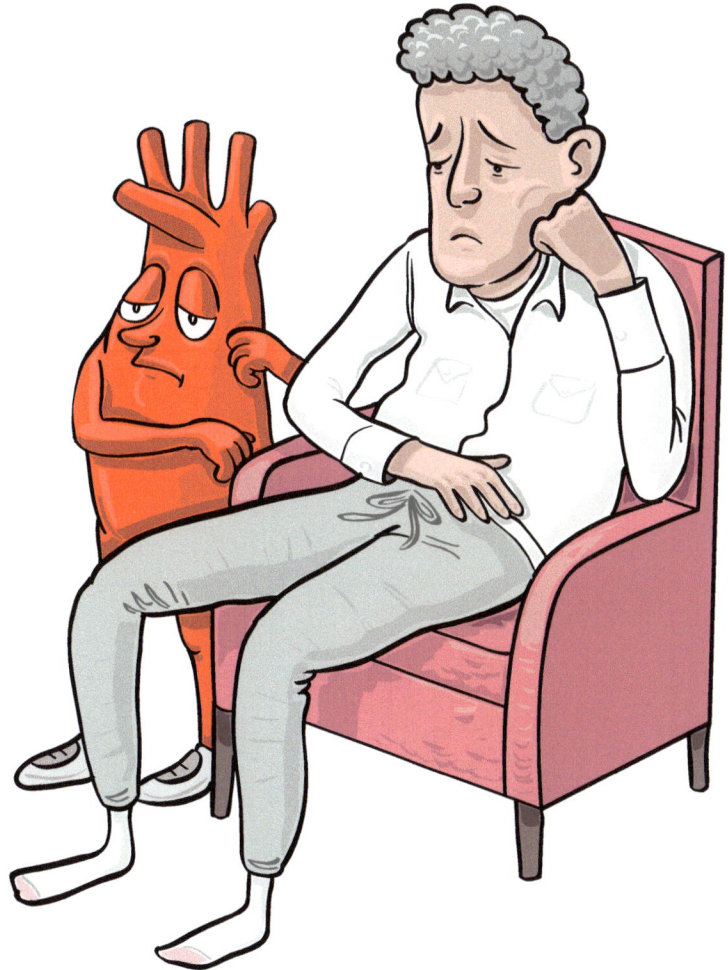

Su cuerpo

En general, la recuperación de la cirugía del corazón dura de 4 a 6 semanas. Durante este tiempo usted comienza a fortalecerse y a volver a sus actividades normales.

Al principio, cuando llegue a casa, sus actividades deben ser las mismas que tenía en el hospital. Cada día haga un poco más. La familia o los amigos pueden tratar de sobreprotegerlo y limitar lo que usted hace. Usted puede ayudarles compartiendo este libro con ellos y explicándoles qué tanta actividad puede realizar.

Use el sentido común. Fije las metas que usted puede alcanzar. Usted no debe sobrepasarse, pero tampoco debe estar inactivo. Descanse cuando esté cansado.

Guía para el cuerpo

Las primeras 6 semanas en casa

✔ **Juegue un poco**

✔ **Descanse un poco**

✔ **Ande por la casa**

¡Todos los días!

Las incisiones

Durante las primeras semanas después de la cirugía, la incisión en su pecho puede estar magullada. También puede sentir picazón, entumecimiento o usted puede sentirse adolorido. En tan solo unas pocas semanas, la cicatriz empezará a verse mejor. Los cambios en el clima, demasiada (o poca) actividad y dormir en la misma posición pueden causarle dolor. A veces quizás también le duela la espalda o los hombros, y puede notar hinchazón o un abultamiento en la parte superior de la incisión del pecho. Todas estas cosas son normales y poco a poco desaparecerán.

Para el dolor de la espalda o de los hombros, algunas personas usan una almohadilla eléctrica en temperatura BAJA. Mantenga buena postura, y mueva la nuca y los hombros de manera normal. Esto le ayudará a aliviar la rigidez. Un medicamento suave contra el dolor también puede ayudarle a que se le quite el malestar. Tómelo con comida para evitar la náusea.

Si se hizo un injerto con una vena tomada de la pierna, usted puede notar un poco de hinchazón y drenaje. Elevar las piernas le ayudará (refiérase a la página 30).

Si se hizo un injerto con una arteria tomada del brazo, es posible que note un poco de hinchazón o sienta el brazo adormecido. Esto mejorará con el tiempo. Usted ya no tendrá pulso en esa muñeca.

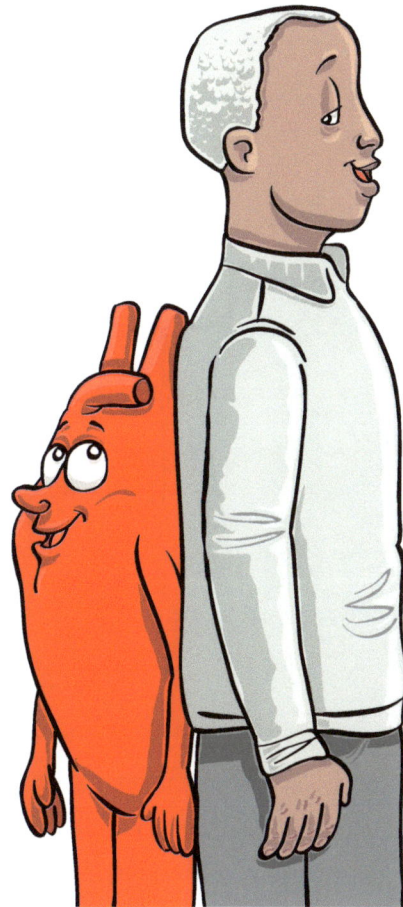

⭐

**La buena
postura ayuda**

El esternón

Después de la cirugía, usted necesita tener mucho cuidado con el esternón. A este hueso se le mantiene unido por medio de alambres, pero usted no los siente. Dichos alambres no tienen que quitarse, pero se verán en las placas de rayos x.

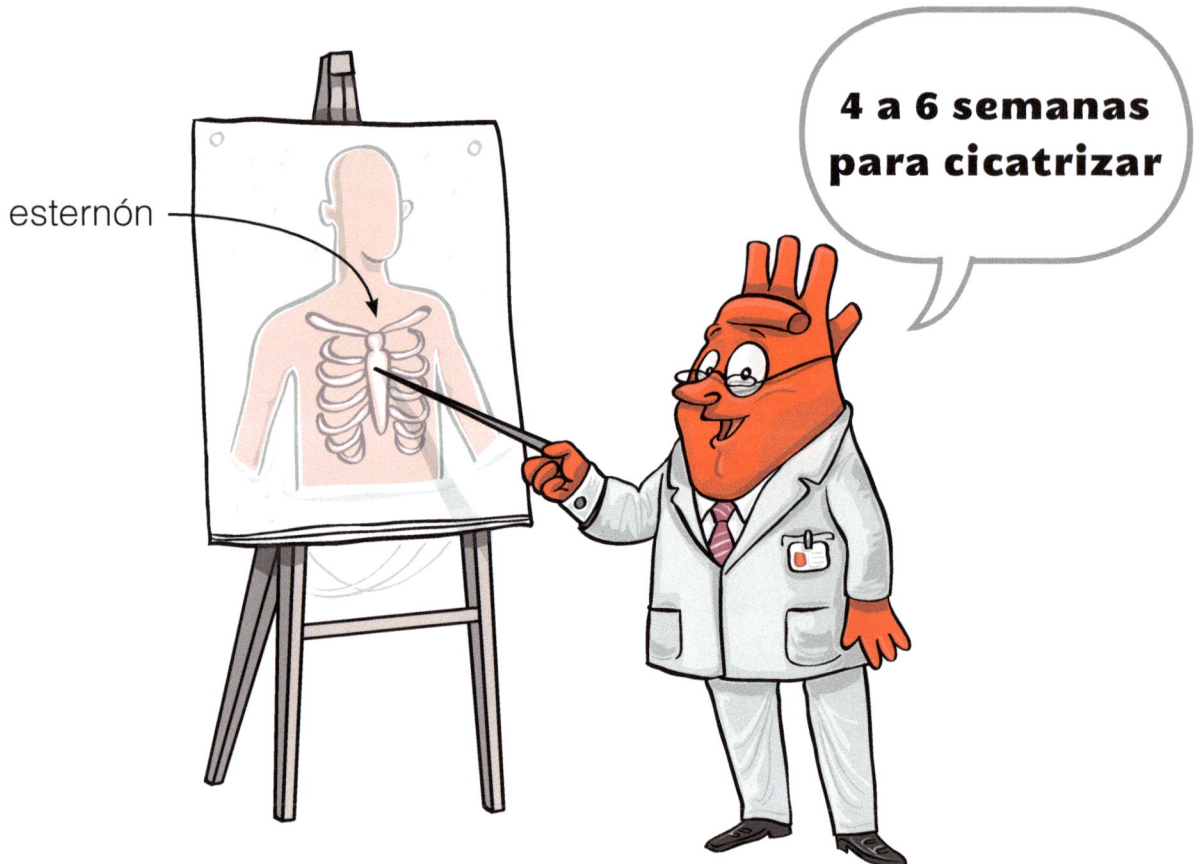

esternón

4 a 6 semanas para cicatrizar

El esternón se tarda de **4 a 6 semanas** para cicatrizar por completo. (Esto es más o menos lo que tarda en cicatrizar la fractura de un brazo o pierna.) Mientras está sanando, es posible que usted note un ligero chasquido o movimiento del esternón cuando respira o se voltea. Mientras está sanando, no debe levantar más de 5 a 10 libras.

Las mujeres pueden notar que el uso del sostén agrega soporte adicional y reduce el dolor. Si le ayuda a sentirse mejor, úselo todo el día y toda la noche. Si se usaron grapas, espere hasta que se las saquen antes de usar un sostén o bracier.

Cuando se dé una ducha

Usted puede ducharse **cuando haya sanado la incisión.** Al principio puede sentirse débil, así que tenga a alguien cerca para ayudarle si lo necesita. Poner una silla en la ducha puede ayudarle hasta que usted se sienta con más energías. Use una silla pesada o una que tenga protectores de hule en las patas para que no se mueva mientras usted esté en la ducha.

No se duche con agua muy caliente. Puede hacerle sentir mareado o débil.

Lávese la incisión suavemente con jabón, pero **no se restriegue.** Séquese dándose palmaditas. Si se colocaron tiras de esparadrapo sobre la incisión, se deben caer por sí solas en un par de semanas. De lo contrario, retírelas con cuidado.

⭐

Agua tibia lavado suave

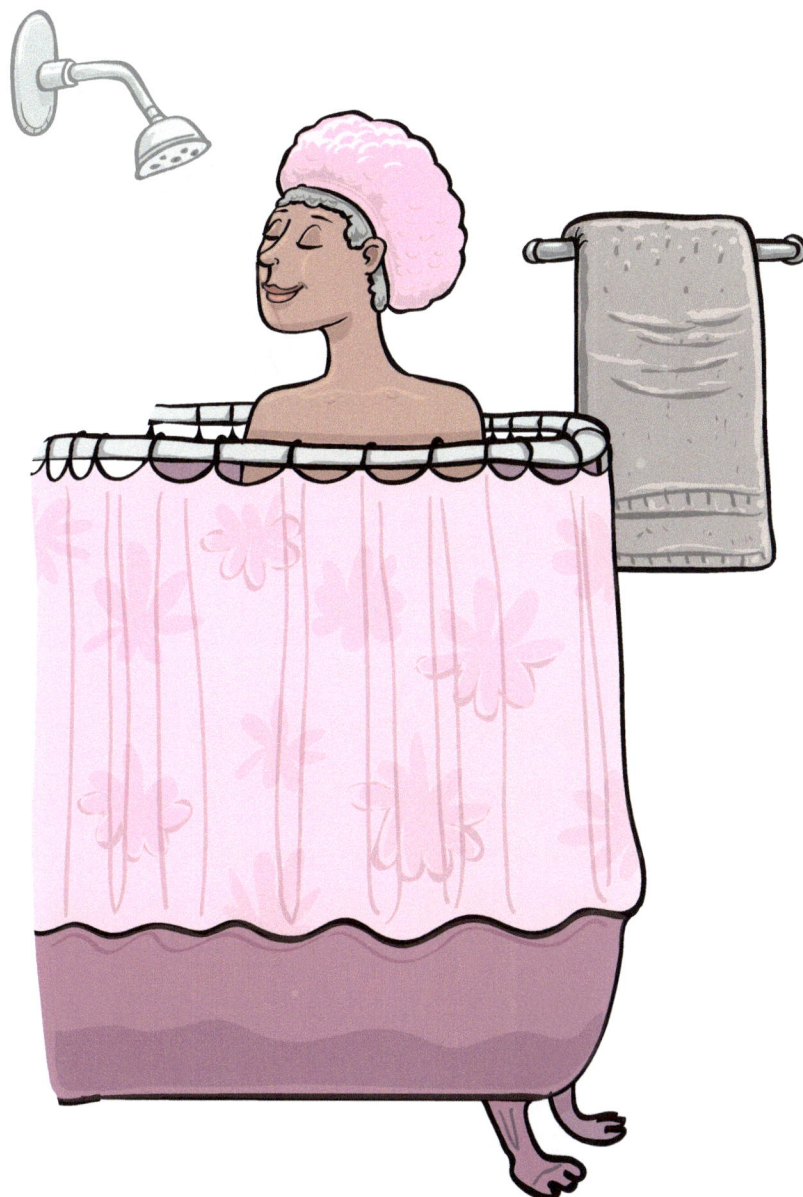

El régimen alimenticio

Las comidas balanceadas apresurarán su recuperación y le ayudarán a estar menos cansado después de la cirugía. Puede tener falta de apetito, pero le volverá a medida que usted empiece a recuperarse.

Trate de comer poco con más frecuencia en vez de comidas grandes. Si se le ha puesto en un régimen alimenticio especial, pídale a su enfermera o a su dietista que le explique cualquier cosa que no entienda. Si tiene diabetes, es importante mantener el azúcar de la sangre bajo control.

Un régimen alimenticio sano para el corazón es bajo en colesterol, en grasas saturadas, en azúcar y en sodio. La mayoría de la gente descubre que puede seguir comiendo lo que le gusta al aprender a cocinar de manera más saludable.

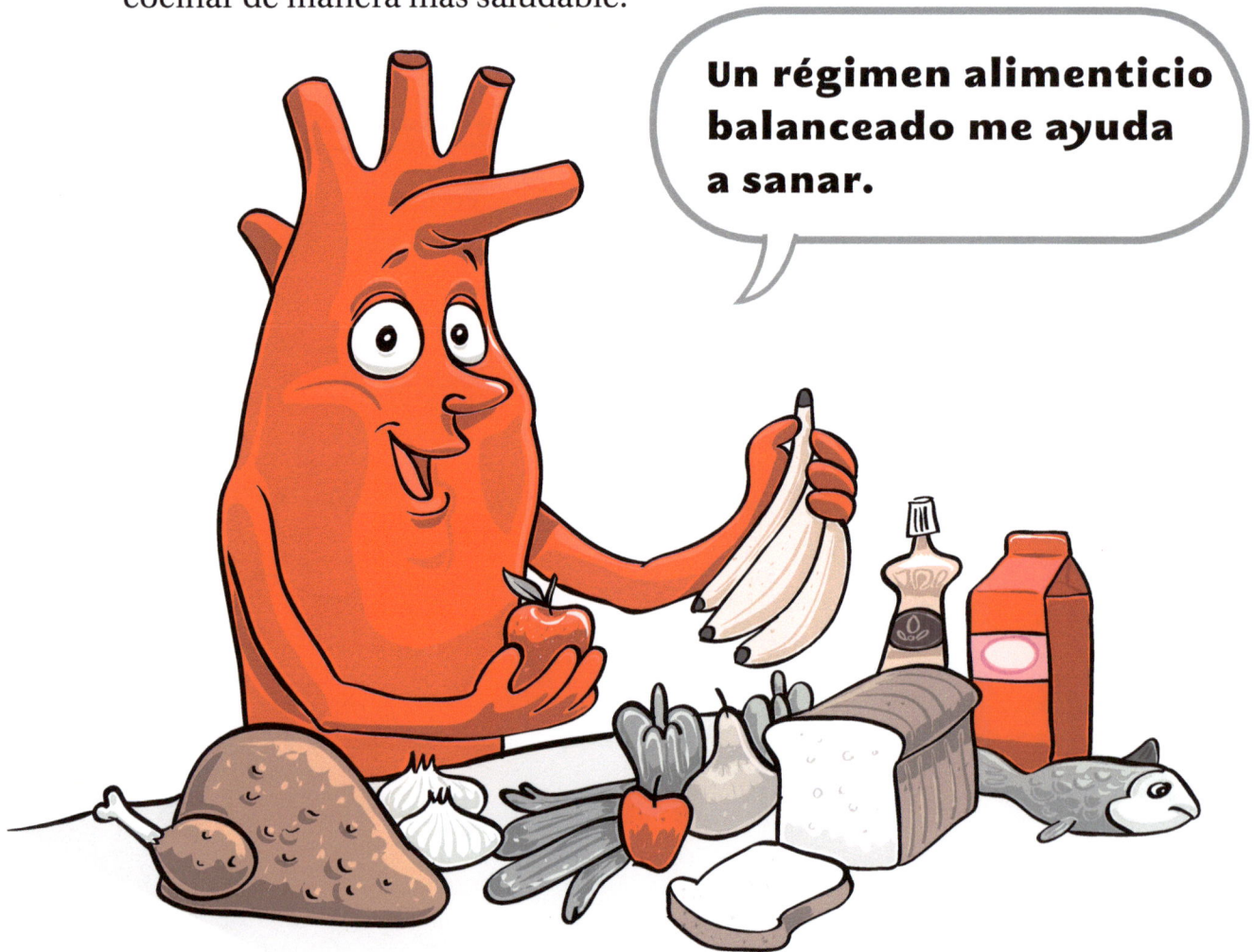

> Un régimen alimenticio balanceado me ayuda a sanar.

Una manera de aprender sobre los alimentos es comprar **un libro de cocina para el corazón.** Estos libros le dan información sobre el contenido de grasa, colesterol, sodio, proteína, carbohidratos y calorías que tienen los alimentos. También le dicen cómo sazonarlos, como hacer aderezos, y cómo comer fuera de casa con menos grasa y colesterol.

Otra forma de aprender sobre los alimentos es **leer las etiquetas.** Esto le dice qué tantas calorías y qué tanta grasa, colesterol, sodio, carbohidratos y proteína hay en un alimento. Evite las comidas con un alto contenido de grasa saturada y ácidos grasos trans. Escoja alimentos con un bajo contenido en grasas y colesterol.

Al cocinar

Use **cantidades pequeñas** de grasa y aceites en las ensaladas o al cocinar. El aceite de oliva y el aceite de canola son los mejores que se pueden usar. También lo son los rociadores antiadherentes (non-stick sprays).

Hornee, cocine a la plancha, al vapor, en el asador o hierva los alimentos. No los fría.

Cocine sin sal, y no agregue más sal en la mesa. En su lugar, sazone con hierbas, frutas, vegetales y productos sin sal.

Trate de evitar los alimentos procesados y de restaurantes. La mayor parte de la ingesta de sodio proviene de estos.

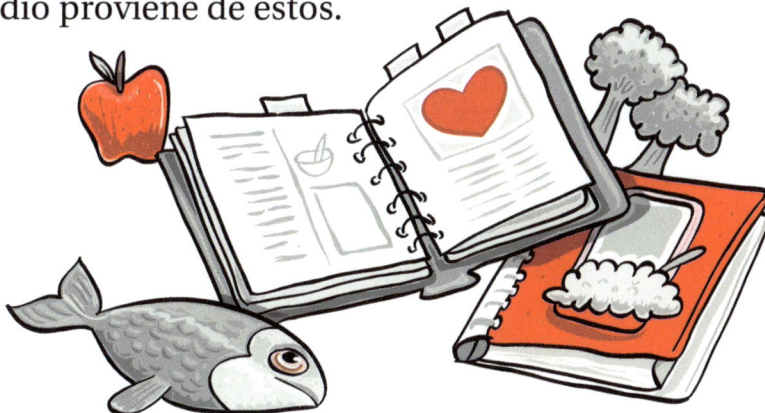

Datos sobre la nutrición

Tamaño de la porción 1 enlace hotdog (57 g)
Porciones por recipiente 8

Cantidad por porción	
Calorías 170	Calorías de las grasa 140

% de valor diario*	
Total de grasas 16g	25%
Grasas saturada 5g	25%
Ácidos grasos Trans 5g	25%
Colesterol 45mg	10%
Sodio 480mg	20%
Total de carbohidratos <1g	0%
Proteina 6g	0%

Vitamina C	20%	•	Hierro	6 %
Calcio	25%			

*Porcentajes de valores díaríos basados en una dieta de 2000 calorías. Sus valores diaríos pueden ser superiores o inferiores dependiendo de sus requerimientos de calorías:

	Calorías	2,000	2,500
Total de grasas	menos de	65g	80g
Grasas sat	menos de	20g	25g
Colesterol	menos de	300mg	300mg
Sodio	menos de	2,400mg	2,400mg
Total de carbohidratos		300g	375g
Fibras dietéticas		25g	30g

Grasas 1g = 9 calorías
Carbohidratos 1g = 4 calorías
Proteina 1g = 4 calorías

Más datos sobre el colesterol

El colesterol es una sustancia cerosa que el cuerpo usa de muchas maneras. El hígado la produce y también se obtiene de algunos alimentos que usted consume (en su gran mayoría de productos animales). Lo transportan en la sangre las grasas de la sangre (las lipoproteínas). Las lipoproteínas de alta densidad (HDL) son el colesterol bueno que elimina el colesterol de la sangre antes de que se acumule en las arterias. Las lipoproteínas de baja densidad (LDL) son el cholesterol malo que se agrega a la acumulación de grasa en las arterias. Es recomendable tener **un colesterol total de menos de 200 mg/dL, HDL de más de 40 mg/dL** (50 mg/dL o más alto si usted es una mujer) **y LDL de menos de 100 mg/dL** (menos de 70 mg/dL si tiene enfermedad coronaria o 2 factores de riesgo). La mayor parte de los alimentos que elevan el colesterol total y el LDL son grasas saturadas, ácidos grasos trans y el colesterol de los alimentos.

Más datos sobre las grasas

La mayoría de los expertos aconsejan comer menos grasas saturadas y ácidos grasos trans. Las grasas saturadas provienen principamente de las carnes rojas, de las aves, como también de los aceites de coco y de palma. La mayoría de los productos lácteos, incluso la crema, la mezcla de leche y crema (half and half), la leche entera, el helado y la mayoría de los quesos contienen también una gran cantidad de grasa saturada. Los ácidos grasos trans se encuentran en la margarina y en muchas comidas procesadas y comidas rápidas. Evite las grasas que son sólidas a la temperatura ambiental.

Bebidas alcohólicas

El alcohol puede afectar el hígado y puede aumentar los niveles de triglicéridos (otra grasa de la sangre), la presión arterial y el peso. También puede aumentar los efectos secundarios de muchos medicamentos. Consulte a su médico sobre el consumo de bebidas alcohólicas si está tomando tranquilizantes, pastas para dormir, medicina para el dolor, Coumadin®, aspirinas o acetaminofén.

Si usted consume bebidas alcohólidas, entonces no exagere. La American Heart Association recomienda no más de 1 - 2 bebidas al día para los hombres y 1 bebida al día para las mujeres. Una bebida es una cerveza de 12 oz., 4 oz. de vino, 1.5 oz. de whiskey de 80 grados o 1 oz. de una bebida alcohólica de 100 grados.

Conducir

No conduzca un carro aproximadamente por 4 ó 6 semanas después de la cirugía, ya que durante la recuperación disminuye la reacción automática debido a la debilidad, la fatiga o a la medicina. El esternón tarda en sanar. Si usted llegara a tener un accidente, aún conduciendo con el cinturón abrochado, podría golpearse contra el volante y volver a lastimarse el esternón. También podría volver a lastimarse si monta en bicicletas, motocicletas, caballos, máquinas para cortar el césped, un vehículo automotor para viajar sobre la nieve o tractores.

Usted puede pasear en automóvil, pero los viajes largos se deben posponer hasta después de la visita de seguimiento con su médico. Al ir en automóvil, **pare cada 1 ó 2 horas y camine un poco.** Esto mejorará la circulación de la sangre en sus piernas y ayudará a prevenir la hinchazón. **Si está tomando medicinas, no conduzca un vehículo automotor.**

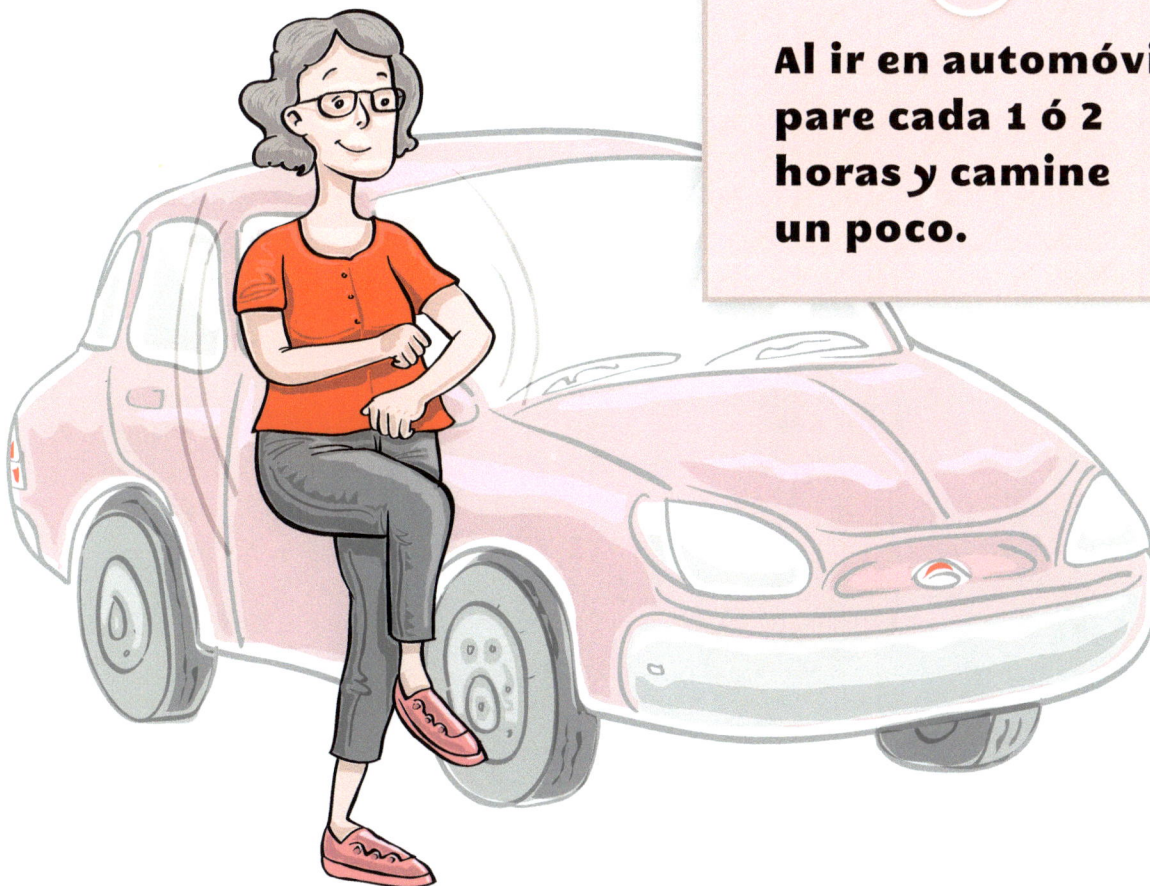

Al ir en automóvil, pare cada 1 ó 2 horas y camine un poco.

El ejercicio

Haga la cantidad y el tipo de ejercicio que el médico recomienda. El ejercicio mejora y fortalece el tono muscular después de la cirugía, lo cual también le dará satisfacción personal. Antes de empezar a hacer ejercicio, piense en lo siguiente:

- Se necesita tiempo para fortalecerse después de la cirugía, por consiguiente tenga paciencia.

- Haga ejercicio cuando no esté cansado.

- Haga ejercicios de calentamiento antes de hacer ejercicio. Mueva la cabeza en círculos para aflojar los músculos de la nuca. Haga círculos con los brazos para aflojar los hombros. Dóblese un poco hacia adelante para aflojar los músculos de la espalda.

- Déjese enfriar después de hacer ejercicio caminando despacio por 3 a 5 minutos.

- Pare el ejercicio a la primera señal de angina de pecho, fatiga severa o dificultar para respirar (como que le falta el aire).

Hable con su médico sobre inscribirse en un programa de rehabilitación cardíaca. Usted aprenderá como hacer ejercicio de una manera segura y como llevar un estilo de vida más saludable.

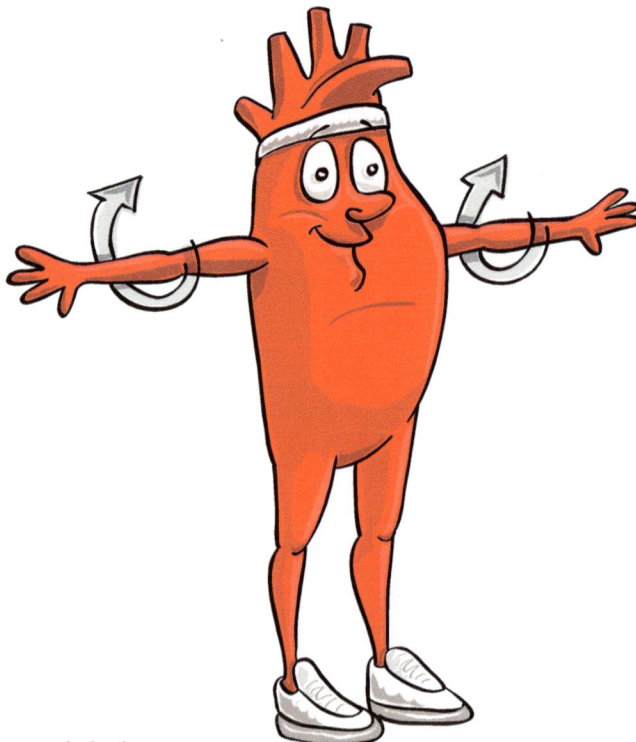

Se puede hacer ejercicio casi en todas partes, pero no trate de hacer ejercicio cuando:

- haga mucho calor o mucho frío

- el clima esté húmedo

- haya vientos fuertes

- haya contaminación del aire

- a altitudes más altas de lo normal para usted

Hable con su médico sobre un programa de caminar o sobre una bicicleta estacionaria que corresponda a lo que usted puede hacer.

Caminar

Comience a caminar en casa sobre una superficie plana. Requiere menos esfuerzo caminar en un terrero plano que cuesta arriba. Si debe caminar subiendo o bajando colinas, disminuya la distancia. Quizás usted desee usar un "treadmill" (sin inclinación y a velocidades bajas) o pedirle a alguien que lo lleve en carro a un centro comercial, a un centro de recreo o a alguna pista para caminar.

Usted se cansará menos y disfrutará más su caminata si usa **zapatos cómodos.** Use suelas que no resbalan para evitar caídas.

Aumente poco a poco la distancia en el mes siguiente. Acelere también el paso poco a poco. **La distancia y la rapidez con que camina** son los factores que ayudan a que se fortalezca el corazón.

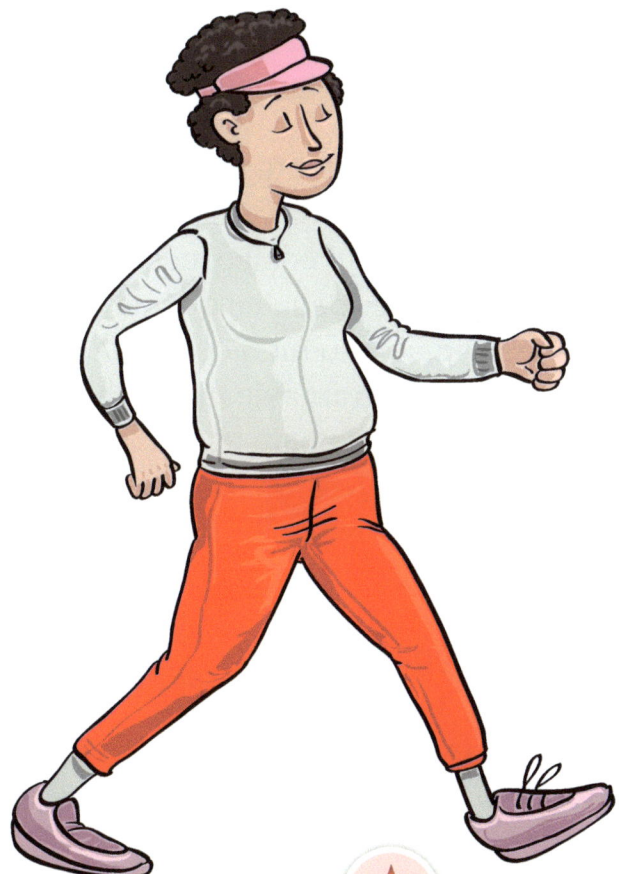

Aumente lentamente.

Vea la página 52.

La bicicleta estacionaria

A muchas personas les gusta hacer ejercicio en una bicicleta estacionaria. No tienen que preocuparse de colinas o del mal tiempo, y pueden escuchar música o ver la TV mientras lo hacen.

Ponga una temperatura cómoda en su sala de ejercicio. Ajuste el asiento de la bicicleta a una altura adecuada para usted. Sus rodillas deben estar ligeramente dobladas al pedalear.

Al usarla:

• relaje el cuerpo

• mantenga las rodillas ligeramente dobladas

• pedalee usando la parte delantera del pie

• coloque los brazos en las manillas sin apoyar el cuerpo sobre las mismas

Incremente poco a poco la distancia y la velocidad que usted pedalea. Pedalee, descanse y después pedalee de nuevo. Pídale a su médico que le dé un programa de bicicleta específico para usted.

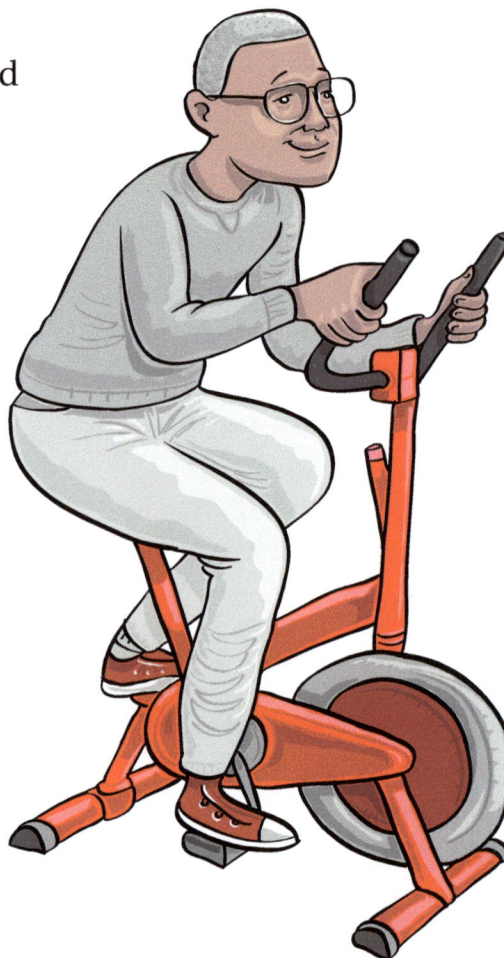

Vea la página 53.

Cuándo parar el ejercicio

Su cuerpo puede indicarle que pare el ejercicio dándole las siguientes señales de precaución:

Corazón

- angina (dolor de pecho)
- latidos irregulares
- marcos
- aturdimiento

Pulmones

- dificultad al respirar
- dificultad extrema para respirar

Músculos

- dolor muscular
- presión en el esternón
- calambres

Si usted observa cualquiera de estas señales, pare el ejercicio. Si no se le quitan con el descanso, llame al médico.

Si tiene angina (dolor de pecho) o latidos irregulares del corazón, dígaselo a su médico (aún si se le quita al descansar).

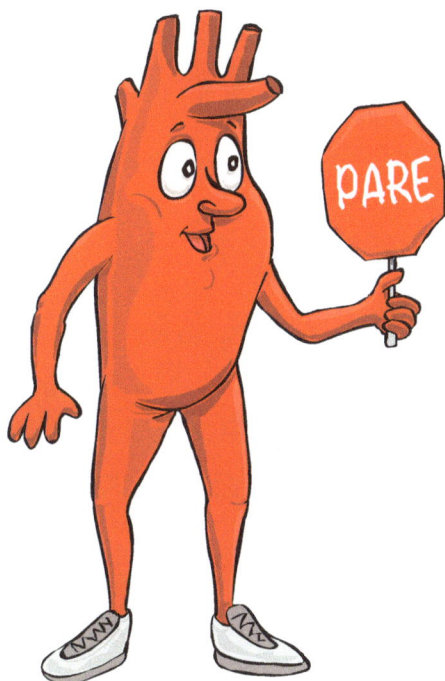

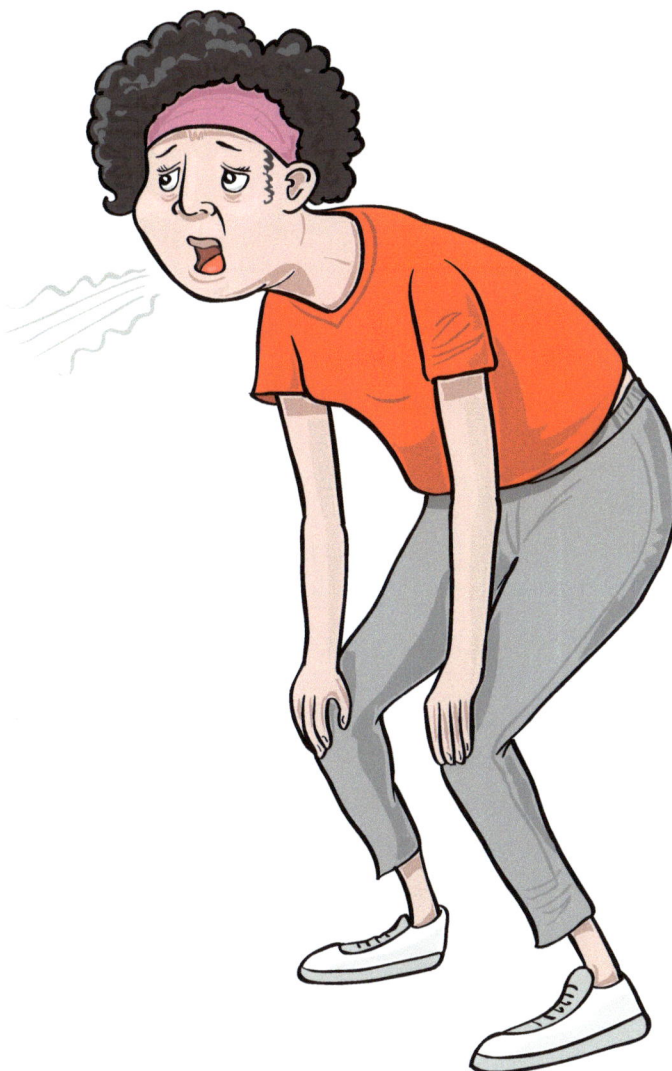

Los quehaceres domésticos

Espere hasta que le hagan un reconocimiento médico 4 a 6 semanas después de la operación, o hasta que su médico le diga que está bien comenzar a hacer tareas domésticas (cuidar niños, preparar comidas, etc.).

Durante las primeras 2 semanas en casa, a medida que usted se fortalece, quizás desee hacer cosas como:

- poner y quitar los platos de la mesa
- hacer pequeñas reparaciones caseras
- sacudir los muebles
- sembrar plantas en macetas
- ir de compras

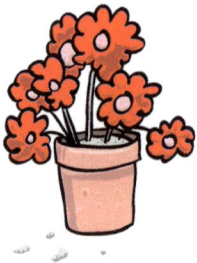

Las actividades que aparecen a continuación ponen tensión en el esternón y requieren más energía. **NO** las haga hasta que haya sanado o hasta que su médico le diga que está bien hacerlas:

- pasar la aspiradora
- mover los muebles
- palear nieve
- usar el rastrillo o cortar el césped
- trabajar en el jardín
- pasar el trapeador
- levantar y mover cosas que pesen más de 5 a 10 libras
- lavar la ropa

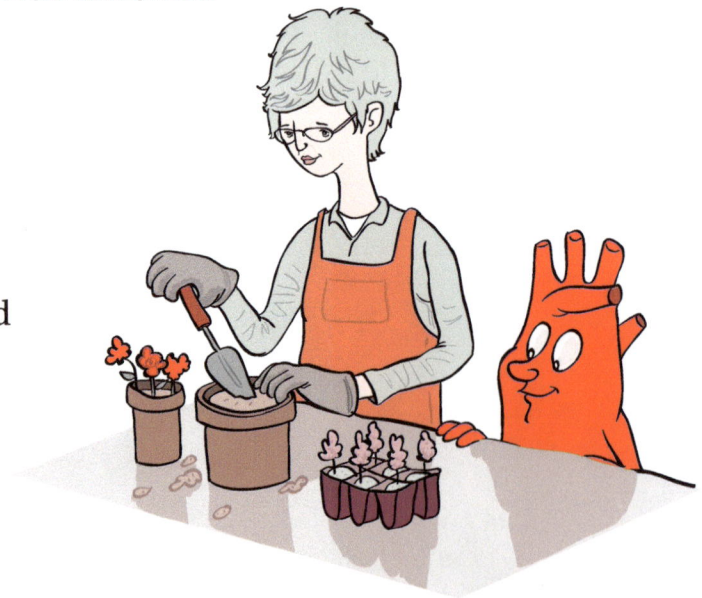

Cualquier cosa que canse mucho o que cause incomodidad debe discontinuarse hasta después de la recuperación.

Levantar cosas pesadas

No levante más de 5 a 10 libras durante las 4 a 6 semanas siguientes a la cirugía o hasta que su médico lo autorice. Al levantar cosas se pone tensión en su esternón. Por ejemplo, un galón de leche pesa 8 libras. No levante cosas como:

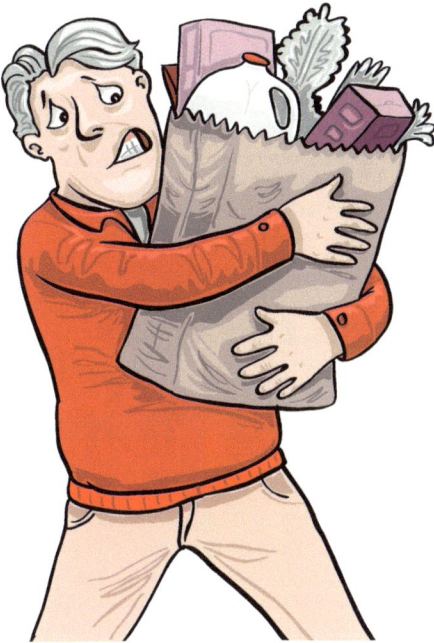

- maletas

- bolsas con artículos y comestibles

- niños

- animales domésticos (mascotas)

- bolsos grandes o portafolios

- canastas con ropa para la lavandería

También hay otras cosas que pueden afectar a su esternón.

NO trate de:

- abrir ventanas trabadas

- destapar frascos apretados

- empujar o halar para abrir puertas pesadas

- mover muebles pesados

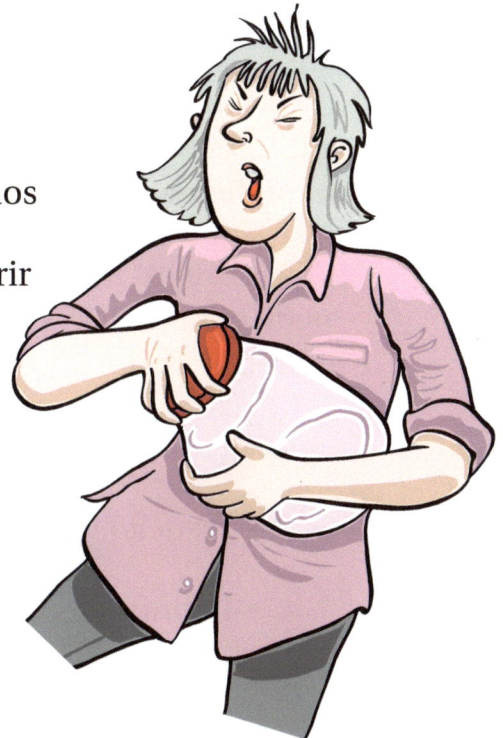

Las medicinas

Usted puede necesitar medicina después de la cirugía del corazón. Muchas personas lo requieren. Aún es posible que para después de la cirugía su médico le recete las mismas medicinas que estaba tomando antes. A usted también le pueden dar medicinas para el dolor. A medida que usted se recupera, es posible que sus medicinas cambien. El médico lo decidirá en cada visita de seguimiento.

Usted debe saber lo siguiente sobre cualquier medicina que esté tomando:

- el nombre

- el efecto que hace

- cuánto tomar

- cuándo y cómo tomarla

- los efectos secundarios

- cuándo se necesita volver a llenar la receta

Mantenga todas las medicinas fuera del alcance de los niños.

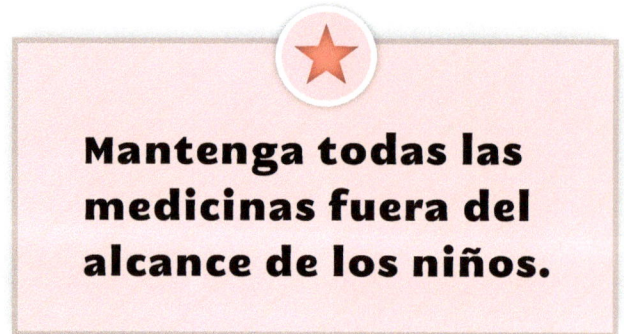

No aumente, ni disminuya, ni deje de tomar su medicina sin la autorización de su médico. Si a usted se le olvida y no toma una píldora, no tome 2 la próxima vez.

Sus medicinas están recetadas exclusivamente para usted y pueden resultarles dañinas a las otras personas. **No permita que nadie más tome la medicina suya.**

Las drogas pueden causar efectos secundarios. Debe llamar a su médico inmediatamente si le empieza cualquiera de los síntomas que aparecen abajo:

• erupción	• náusea/vómitos
• resuello ruidoso	• magullamiento severo
• fiebre	• latidos irregulares
• mareos	• dolor severo de cabeza
• diarrea	• color ictérico (piel, ojos, etc. "amarillentos")

Tome sólo las medicinas que le receten al salir del hospital. No debe continuar la medicina que tomaba antes de la cirugía, a menos que el médico se lo indique.

Haga llenar sus recetas en la farmacia más cercana el día en que regrese a casa de manera que le quede fácil volver a hacerlas llenar cuando lo necesite. Si quiere que se le explique cualquiera de ellas de nuevo, pregúntele a su farmacéutico cuando vaya por más.

Cuando las drogas lleguen a la fecha de caducación pueden perder su efecto o hasta hacer daño. Con frecuencia la fecha de caducación está en el frasco. Si su medicina ya tiene más de unos meses, regúntele a su farmacéutico si todavía está buena.

Si está tomando muchas medicinas diferentes, es posible que usted desee usar una caja con compartimentos para cada día de la semana de manera que pueda llevar un control. Asegúrese de que el nombre y la dosis aparezcan en la etiqueta. Mantenga el resto de sus medicinas en el recipiente en que vinieron.

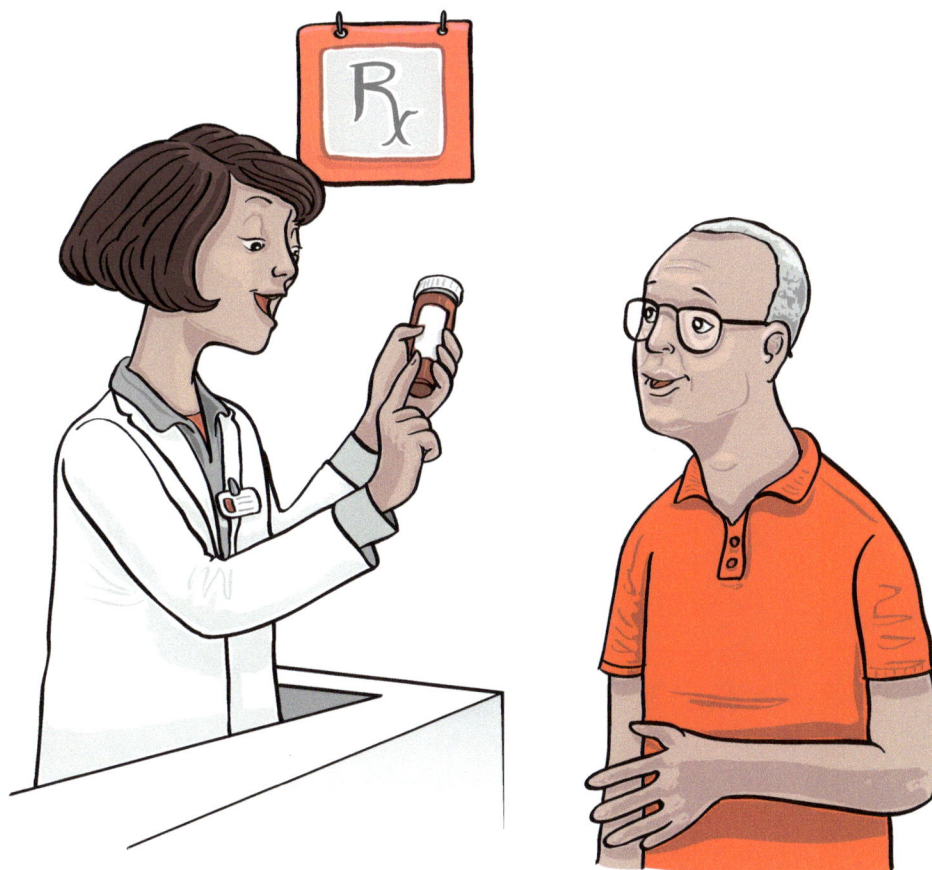

Las recreaciones

Una vez que usted esté en casa y se sienta más fuerte, quizás le guste salir a comer, al cine, a que le arreglen el cabello o ir de compras por un rato. Pero no se le olvide que ha estado menos activo por cierto tiempo, así que debe ponerle atención a la manera como se siente. Usted sabrá mejor cuándo es hora de descansar o cuándo hacer las actividades sugeridas por su médico.

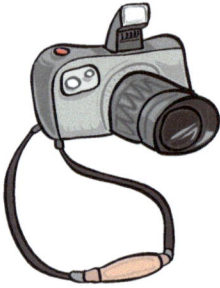

Al principio, cuando llegue a casa, tal vez disfrute de:

- un corto paseo caminando
- jugar cartas
- los juegos en la computadora
- ir al teatro o al cine
- pescar (desde la orilla o desde un puente)
- el golf (la práctica de golpes suaves)
- tejer
- pintar cuadros
- jugar croquet
- tomar fotografías
- los deportes de espectadores (cuando usted no se canse en multitudes grandes)

Después de que su recuperación sea completa, es posible que su médico le diga que puede:

- hacer un juego completo de golf
- jugar tenis
- ir de pesca en un bote
- ir de caza
- nadar
- montar a caballo
- hacer una caminata a paso rápido
- trotar

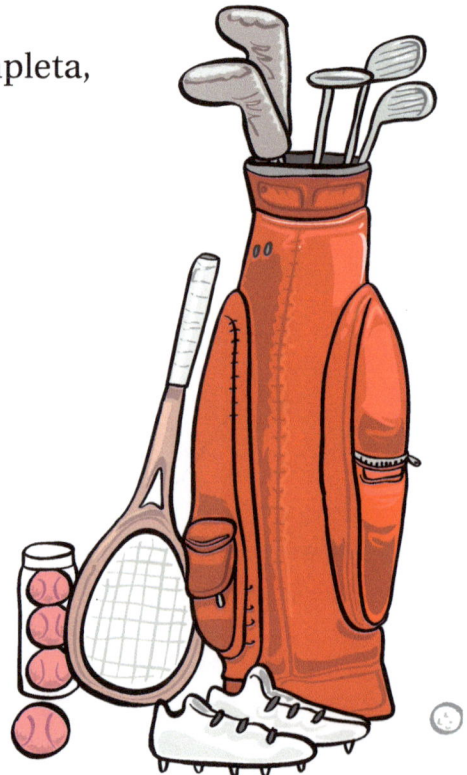

El descanso

Ahora mismo su cuerpo toma toda actividad como si fuera "trabajo". Las rutinas tales como bañarse, afeitarse o cepillarse el cabello pueden resultar cansadoras. Usted necesita descanso para poder recuperar sus fuerzas de nuevo. Para obtener el descanso necesario:

- Planee dos descansos de 20 a 30 minutos cada día durante la primera o las dos primeras semanas en casa. **No necesita ir a la cama,** tan solo levante los pies y descanse.

- Descanse entre actividades para evitar el cansancio excesivo.

- Trate de dormir de 8 a 10 horas todas las noches. No se quede despierto hasta tarde una noche y luego trate de recuperar las horas de sueño perdidas en la siguiente. Si necesita quedarse despierto hasta tarde, tome una siesta un poco más temprano.

- Mire su progreso **día a día.** No se exija a sí mismo ni se compare con los otros. Toma tiempo recuperar las fuerzas.

También pueden ocurrir problemas con falta de sueño después de volver a casa. Usted se sentirá mejor si vuelve a su rutina normal de dormirse y despertarse. Quizás le ayude lo siguiente:

- **Reduzca** el número de **siestas** que toma durante el día.

- **Evite la cafeína** y otros estimulantes.

- Use música suave, dése una ducha caliente o haga ejercicios de elajación antes de la hora de acostarse.

- Aumente paulatinamente sus actividades físicas según se le haya indicado.

- No beba líquidos antes de la hora de acostarse si se va a despertar para orinar. Si está tomando diuréticos dos veces al día, tome la dosis de la tarde de 4 a 6 horas antes de acostarse.

- Para evitar malestares estomacales, tome las pastillas para el dolor (si las necesita para dormir) con un refrigerio.

- Use almohadas para apoyar sus brazos y piernas de manera que usted se sienta más cómodo.

- Haga actividades ligeras como leer o mirar televisión en la sala de estar.

Las relaciones sexuales

A casi todo el mundo le preocupa tener relaciones sexuales después de la cirugía del corazón. Esto incluye tanto a la persona que tuvo la cirugía como a su pareja. Se preguntan: ¿Puede el sexo afectar al esternón? ¿Puede el sexo afectar al corazón? ¿Podré hacerlo bien? Son cosas que normalmente debe considerar, pero no debe preocuparse. Se necesita casi la misma energía para tener relaciones sexuales que para subir las escaleras de dos pisos. De manera que si usted se siente bien y está descansado, puede disfrutar del sexo después de la cirugía tanto como antes. Debe tener en cuenta las siguientes cosas:

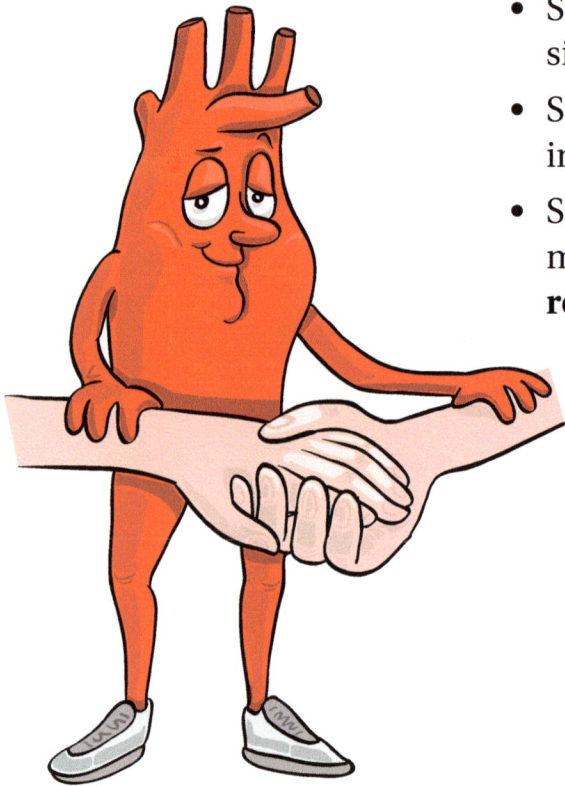

- Si está cansado y tenso, espere hasta que se sienta mejor.

- Si usa posiciones que causan tensión o incomodidad en el pecho, pruebe otras.

- Si se siente incómodo antes del sexo, pase más tiempo en abrazos y caricias. **Relájese y restablezca el contacto con su pareja de nuevo.**

PRECAUCIÓN

Las mujeres no deben hacer planes para tener un bebé hasta completar la recuperación de la cirugía. La mayoría de los médicos aconsejan esperar por lo menos 1 año. En algunos casos, la mujer nunca debe quedar embarazada después de la cirugía del corazón. Pregunte sobre el control de la natalidad o el embarazo antes de salir del hospital. Ciertos anticonceptivos no deben ser usados por pacientes cardíacos.

Fumar

Para algunos de ustedes, la cirugía los obligó a dejar de fumar. Es muy imporatnte que no comiencen a fumar de nuevo. Fumar puede aumentar el ritmo cardíaco, estrechar los vasos sanguíneos, elevar la presión arterial, causar espasmos de las arterias coronarias y dejar cicatrices en los pulmones.

Puede resultar muy difícil dejar de fumar, pero usted puede hacerlo. **Dejar de fumar es una de las mejores cosas que puede hacer en beneficio de su corazón y de su salud.**

A continuación se dan algunas sugerencias para ayudarle a no fumar:

- Pídale a su familia y a sus amigos que no fumen cerca de usted.
- Deshágase de los cigarrillos y de las cenizas. Limpie los ceniceros y guárdelos en otro sitio.
- Cada día diga, "hoy no voy a fumar". No se programe usted mismo para el fracaso diciendo, "No volveré a fumar nunca". Y no piense, "Un cigarrillito no importa". En realidad sí importa.

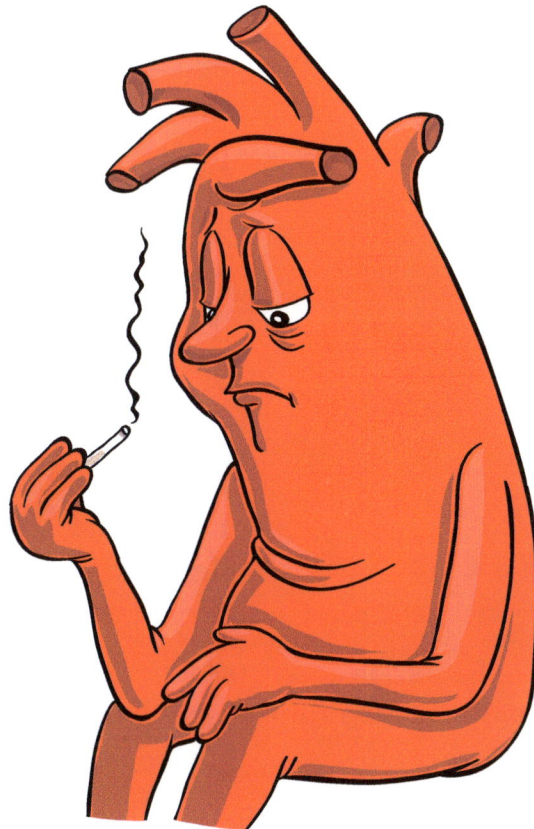

- Cambie los hábitos que le hacen desear un cigarrillo. Por ejemplo, no pase mucho tiempo en la mesa del comedor después de una comida.

- Evite los refrigerios de muchas calorías. Coma bocaditos de comidas como zanahorias, trocitos de apio y frutas.

- Mantenga un sabor limpio en la boca. Cepíllese los dientes después de comer y use un enjuague bucal.

- Evite tomar café, alcohol u otras bebidas que le hagan desear fumar un cigarrillo.

- Haga cosas con las manos como armar un rompecabezas o encajes punto de aguja.

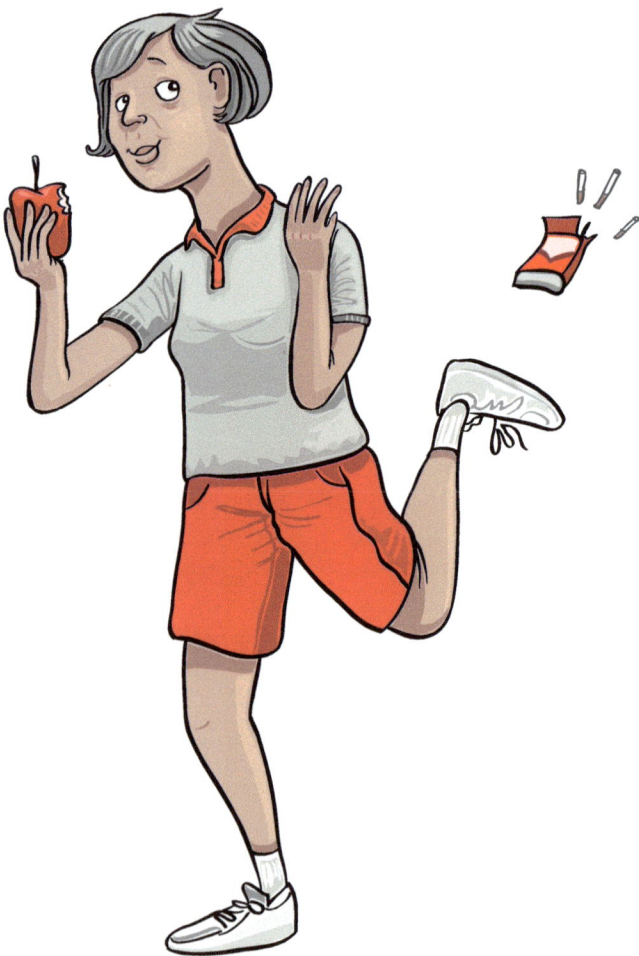

- Cuando sienta la tentación de fumar, mastique chicle sin azúcar u ocupe sus manos jugando con un pisapapel o una canica. Si tiene ocupadas la boca y las manos, tendrá menos oportunidad de encender un cigarrillo.

- Si usted solo no puede dejar de fumar, llame a su hospital, clínica, la liga del corazón o de los pulmones y pregunte si tienen algún programa para dejar de fumar u otro grupo de apoyo que le pueda ayudar a dejar el cigarrillo. El Instituto Nacional del Cáncer ofrece un número de teléfono de ayuda para dejar de fumar.

- Consulte a su médico sobre las ayudas para dejar de fumar como el parche de nicotina o las gomas de mascar o las medicinas para dejar de fumar.

Para dejar de fumar, con frecuencia se tiene que hacer más de un esfuerzo. Siga tratando hasta que gane la batalla.

Las escaleras

Usted puede subir escarleras en casa, pero tómese su tiempo y hágalo despacio. Al principio haga que alguien lo acompañe. Subir escaleras requiere más esfuerzo que caminar. Al principio se cansará menos si organiza su día de manera que suba y baje escaleras con menos frecuencia. Si su dormitorio está en la planta alta, no es necesario que cambie la habitación en la que duerme.

Siéntese y descanse si:

- se siente cansado
- tiene dificultad para respirar
- se siente con mareos o aturdido
- tiene palpitaciones del corazón

Recuerde descansar cuando se sienta cansado.

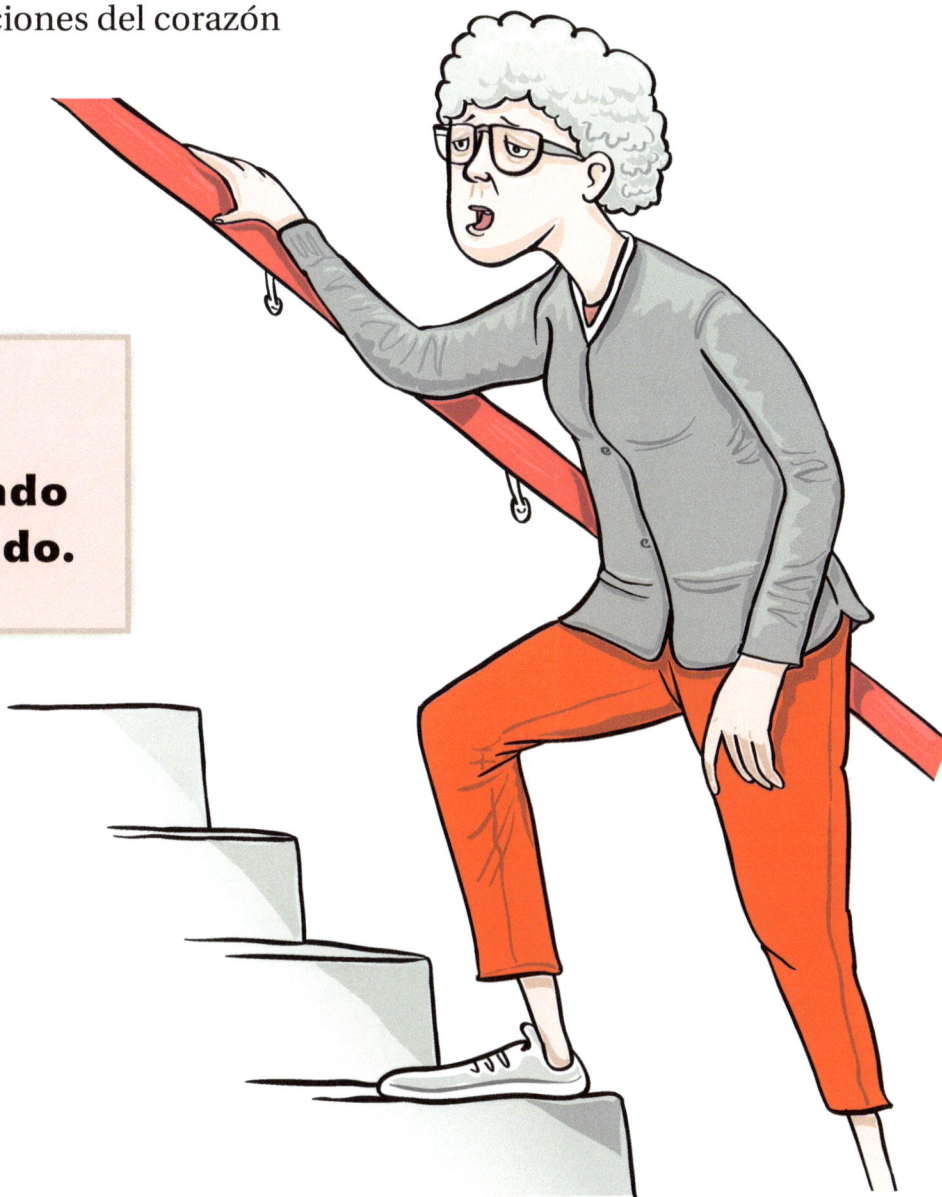

Las medias elásticas

Le pueden indicar que use medias elásticas durante la primera parte de su recuperación cuando usted está menos activo. Estas medias ayudan a la circulación de la sangre y a reducir la hinchazón en las piernas. Si se ordenan las medias elásticas:

- siga usándolas durante las primeras semanas en casa o hasta que su actividad regrese a lo normal.
- pídale a algún familiar que le ayude a ponérselas a fin de evitar molestias o incomodidad en la incisión.
- cerciórese de alisar todas las arrugas en las medias de manera que no haya áreas de presión.

La hinchazón

Si la hinchazón de las piernas es un problema para usted:

- levante sus piernas cuando se siente de manera que los dedos de sus pies queden por encima de su corazón
- no esté de pie por largos períodos de tiempo
- pregúntele a su médico si debería usar las medias

No cruce las piernas. Las piernas cruzadas ponen presión en las áreas detrás de las rodillas y disminuyen el flujo de sangre en sus piernas.

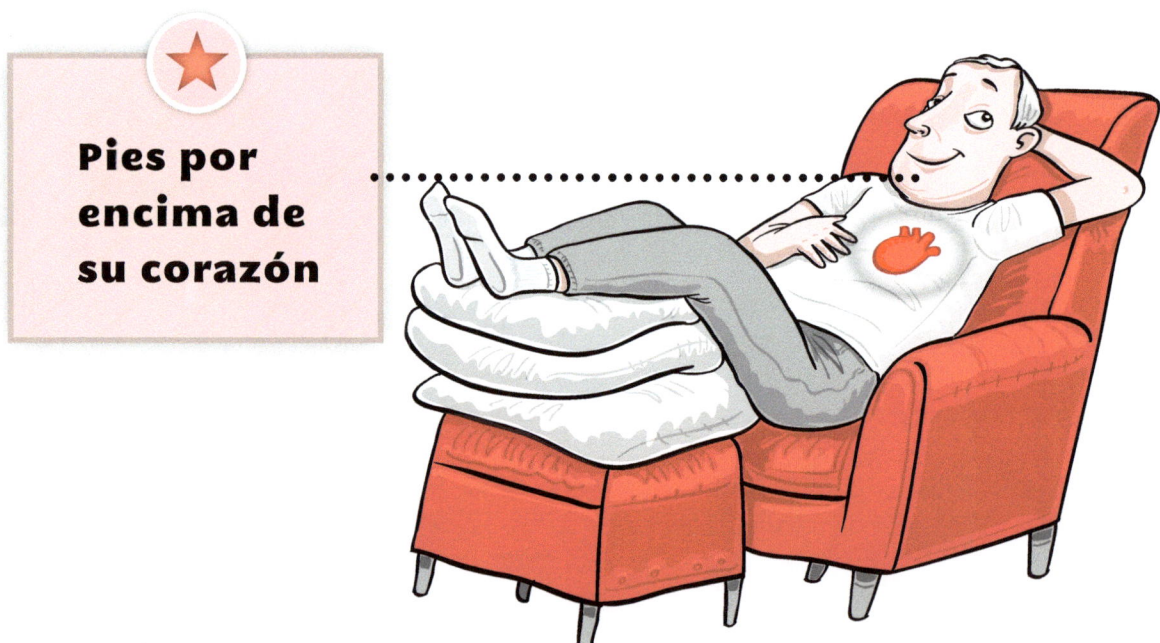

Pies por encima de su corazón

Los visitantes

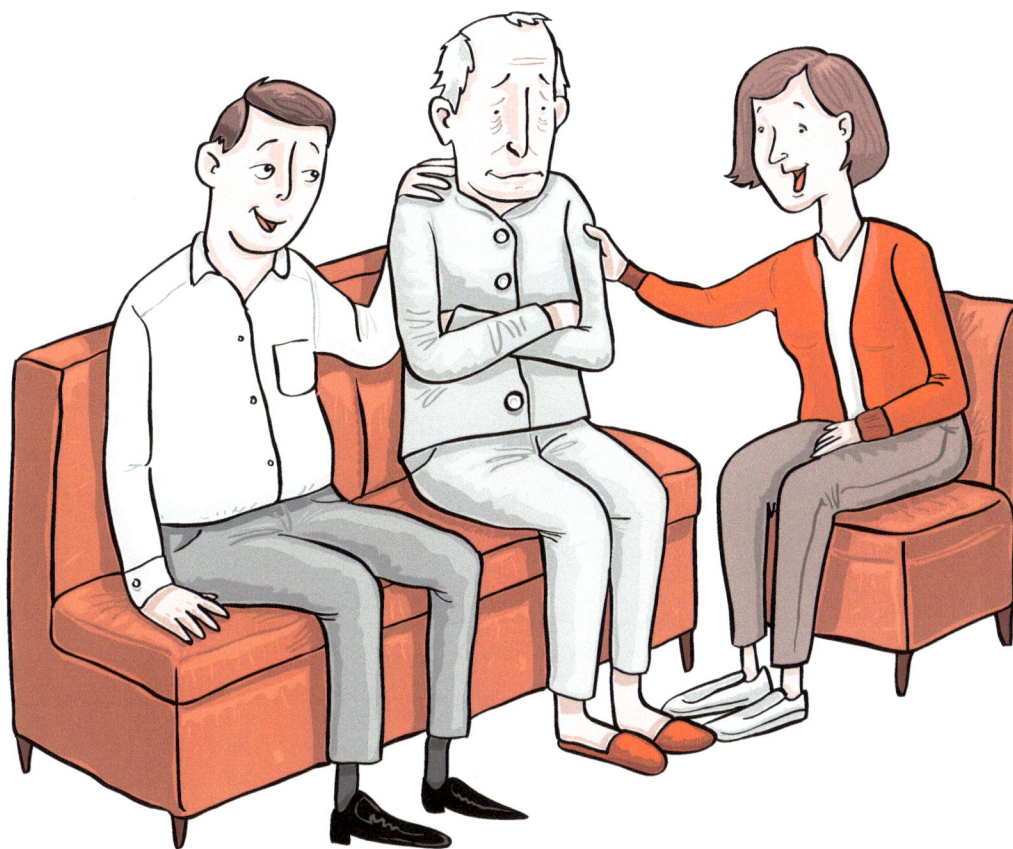

Los visitantes tienen buenas intenciones. Le aprecian y quieren saber cómo está. Pero tener demasiadas "visitas" puede resultarle muy cansador e interferir en su recuperación. Lo mismo sucede con demasiadas llamadas telefónicas.

Durante las primeras 2 semanas en casa, trate de evitar muchas visitas de familiares y de amigos. **Es suficiente tener 2 visitas al día.** Hágales saber que el reposo es una parte importante de su recuperación. Tampoco debe sentirse apenado si se excusa de las visitas cuando se sienta cansado y necesite descansar.

Cuándo ir al médico

Se le hará llegar un informe de su cirugía y de su progreso a su médico local. Llámelo a él o a ella cuando vuelva a casa. Es muy probable que su propio médico haga una cita para verlo dentro de las 2 semanas siguientes.

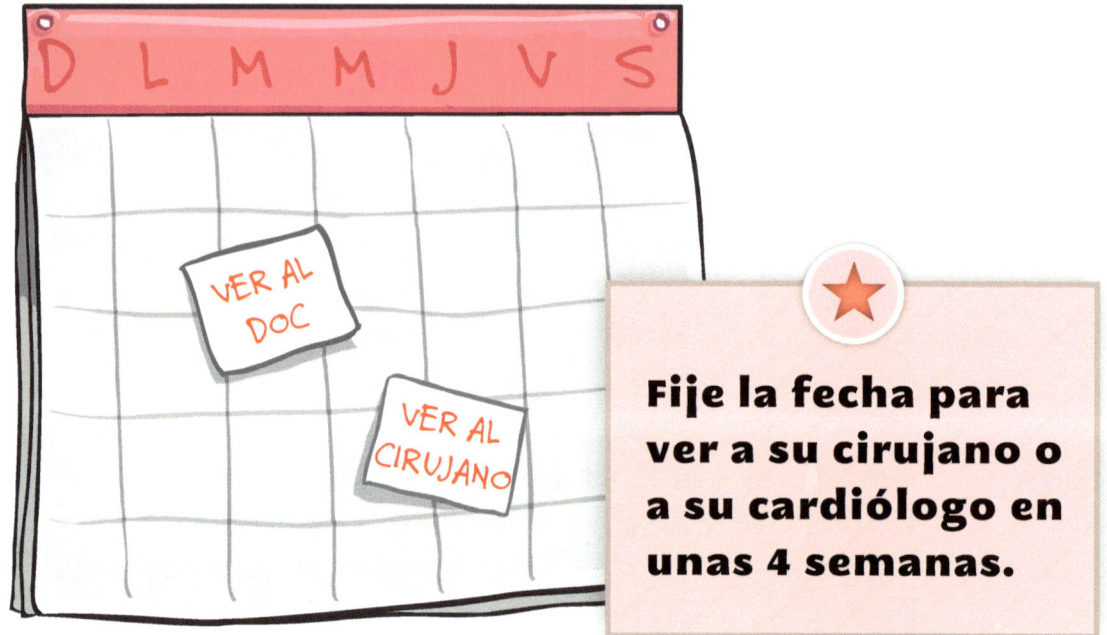

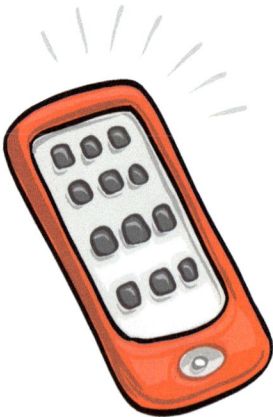

Fije la fecha para ver a su cirujano o a su cardiólogo en unas 4 semanas.

Cuándo llamar a su médico

Si le preocupa cualquier síntoma, llame a su médico local. Si no lo puede localizar, llame a su cirujano o cardiólogo.

Llame si tiene cualquiera de los siguientes síntomas:

- enrojecimiento, hinchazón, sensibilidad excesiva o drenaje de sus incisiones

  (Es común tener algo de supuración clara o rosada de la incisión de la pierna, pero avísele a su cirujano si tiene **CUALQUIER** drenaje de la incisión del pecho.)

- aumento en el entumecimiento u hormigueo en sus dedos (si se hace el injerto de una arteria del brazo)

- síntomas de angina de pecho como los que le daban antes de la cirugía (Pare de hacer lo que está haciendo y tome NTG.)

- dolor en el pecho, en la nuca o en el hombro que empeora al respirar profundo (El saco pericardio que cubre el corazón puede estar inflamado e irritado después de la cirugía.)

- fiebre por encima de 100°F por más de 24 horas

- escalofríos con estremecimientos

- cualquier síntoma parecido a los de la influenza (dolores, escalofríos, fiebre, pérdida del apetito, fatiga) que dure 2 ó 3 días

- dificultad para respirar que continúa después de haber dejado de hacer alguna actividad o cuando usted se encuentra descansando

- aumento de peso de 5 libras en una semana (Vea la pág. 34.)

- fatiga o cansancio que es mucho peor del que tenía y que no se le quita en 2 ó 3 días

- cambios en el ritmo cardíaco que hacen que su corazón lata muy rápido o muy despacio o que brinque los latidos

- magullamiento severo (por no razón aparente) o si sangra

- mareos

- necesita apoyarse en otra almohada para dormir

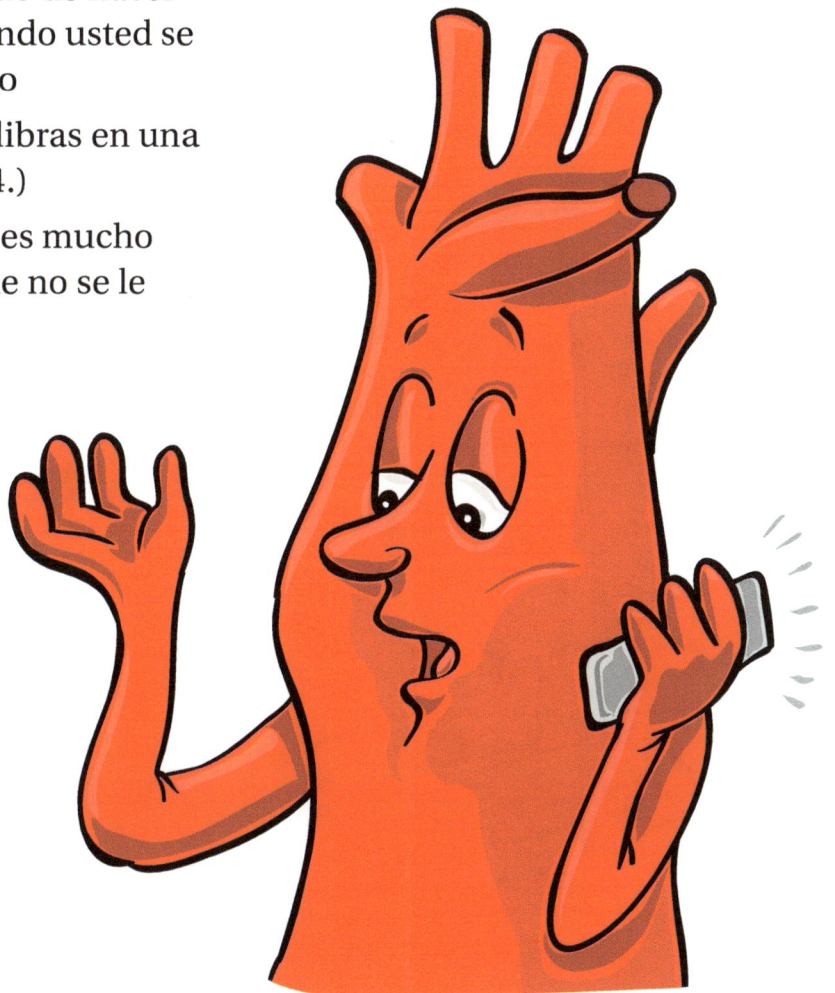

El peso

Debe pesarse todos los días si ha tenido problemas con retención de líquidos desde la cirugía o si sigue una dieta baja en sodio o está tomando diuréticos (pastillas para eliminar líquidos). Si sube de 2 a 3 libras de peso en un día, se debe a la retención de líquidos, no a la gordura. Llame al médico si aumenta 5 libras en una semana.

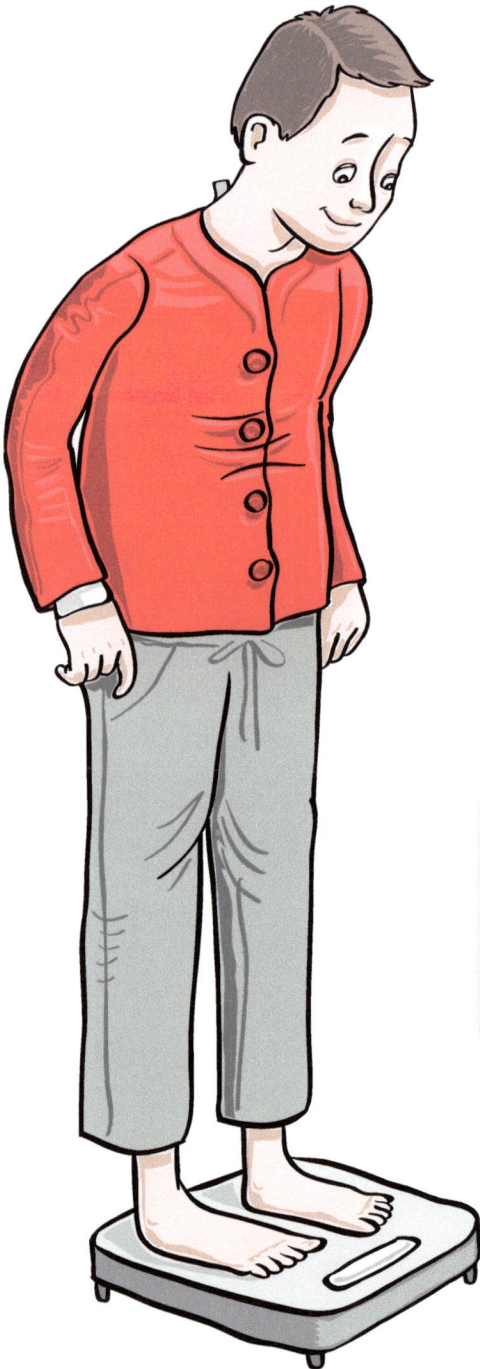

- Pésese inmediatamente después de levantarse y después de orinar.

- Use el mismo número de prendas de vestir (o ninguna) cada que se pese.

- Mantenga un registro diario de su peso.

- Muestre este registro diario al médico la próxima vez que lo visite.

⭐

Pésese en una superficie dura.

El trabajo

En la mayoría de los casos, se decide cuándo puede regresar usted al trabajo después del reconocimiento médico que tiene lugar 4 ó 6 semanas después de la operación. Eso dependerá del **tipo de trabajo** que haga, de **las exigencias del mismo,** del nivel de su **fortaleza física** y de otros factores médicos obtenidos durante su reconocimiento. No es prudente hacer cambios mayores en sus planes de trabajo o planear su jubilación hasta que se haya recuperado por completo.

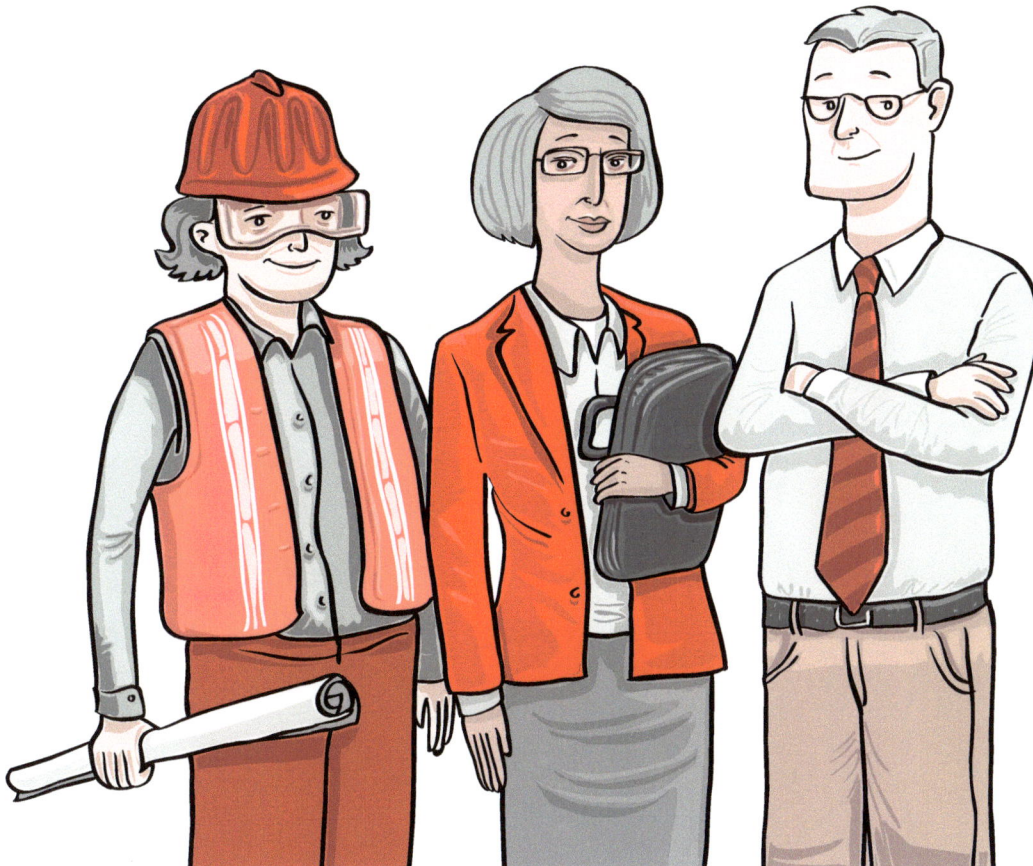

Cada cual se recupera de manera diferente.

Más acerca de su corazón

Ahora que usted ya sabe qué esperar durante la recuperación, esta sección le dirá más sobre su corazón. Aquí se habla como funciona un corazón normal y la manera en que puede afectarlo una enfermedad. También se habla sobre los diferentes tipos de cirugía que pueden ayudar al corazón a funcionar mejor.

Usted también aprenderá lo que puede hacer para disminuir las probabilidades de tener más problemas con su corazón.

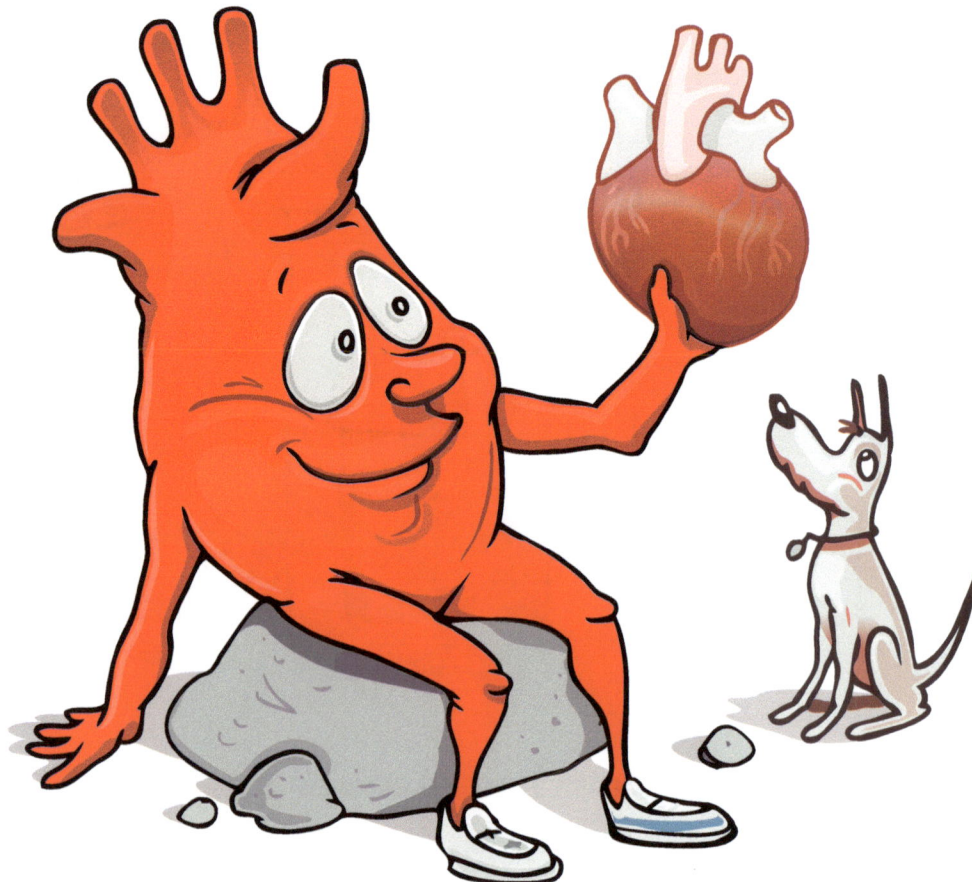

El corazón y sus cámaras

El corazón es un órgano muscular hueco como del tamaño de su puño. Está situado en el centro del pecho, ligeramente inclinado hacia la izquierda y protegido por el esternón. El corazón bombea sangre, oxígeno y sustancias nutritivas a todas las partes del cuerpo.

El corazón está dividido en cuatro partes. Dos cámaras superiores (las aurículas) reciben sangre de las venas. Dos cámaras inferiores (los ventrículos) bombean sangre hacia afuera del corazón. Hay cuatro válvulas en el corazón que actúan como puertas que se abren en una sola dirección para dirigir el flujo sanguíneo. Un tabique (septum) divide el corazón en dos lados, el derecho y el izquierdo.

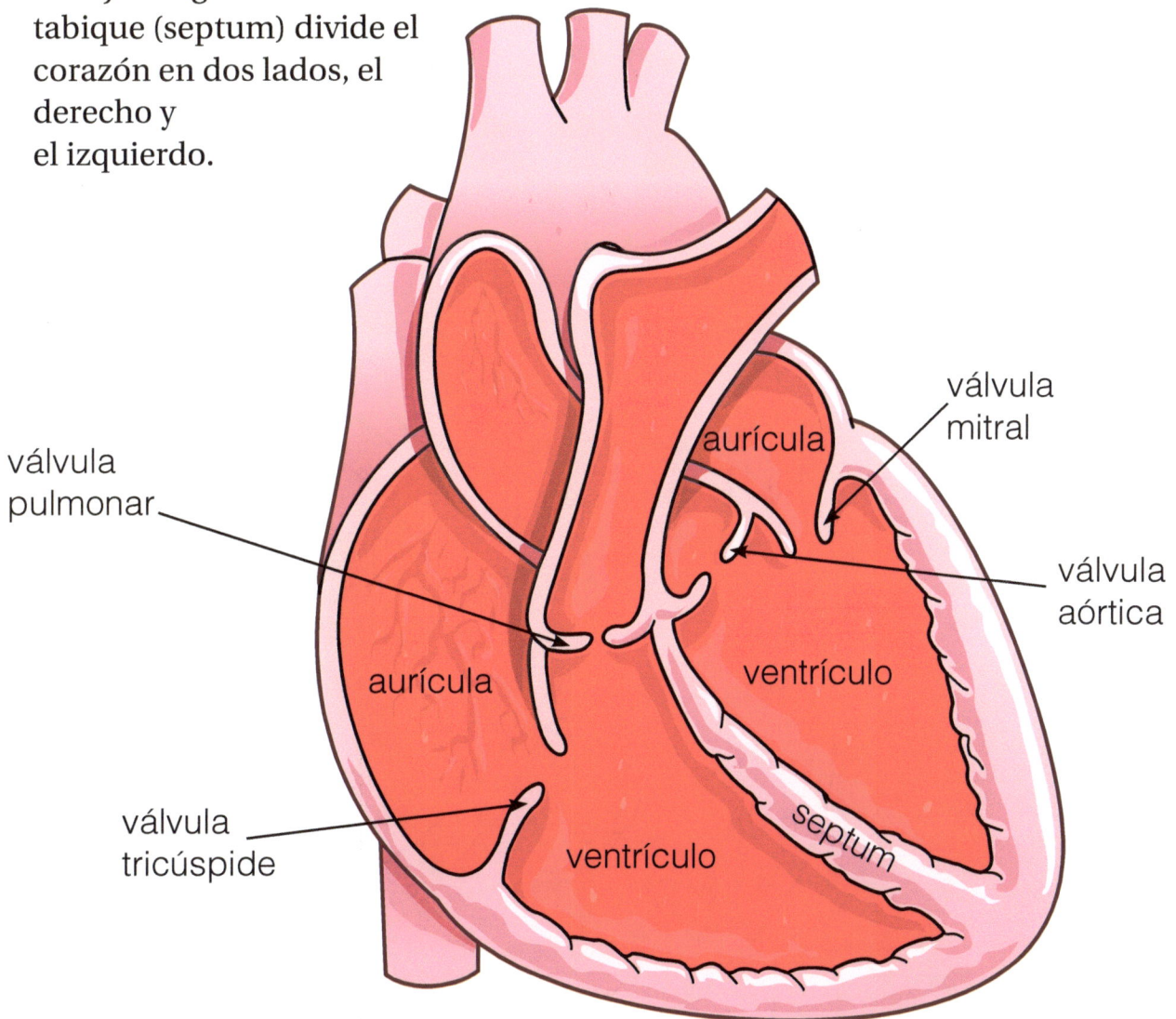

válvula pulmonar

válvula mitral

aurícula

válvula aórtica

aurícula

ventrículo

válvula tricúspide

septum

ventrículo

Los lados derecho e izquierdo del corazón

El lado derecho del corazón recibe sangre del cuerpo y la bombea a los pulmones. Este es el camino que sigue la sangre: cuerpo → venas → aurícula derecha → válvula tricúspide → ventrículo derecho → válvula pulmonar → arteria pulmonar → pulmones.

El lado izquierdo del corazón recibe sangre rica en oxígeno de los pulmones y la bombea al cuerpo. Este es el camino que sigue la sangre: pulmones → vena → aurícula izquierda → válvula mitral → ventrículo izquierdo → válvula aórtica → aorta → a todas partes del cuerpo.

Este ciclo se repite como unas 60 a 80 veces por minuto y se cuenta como pulso.

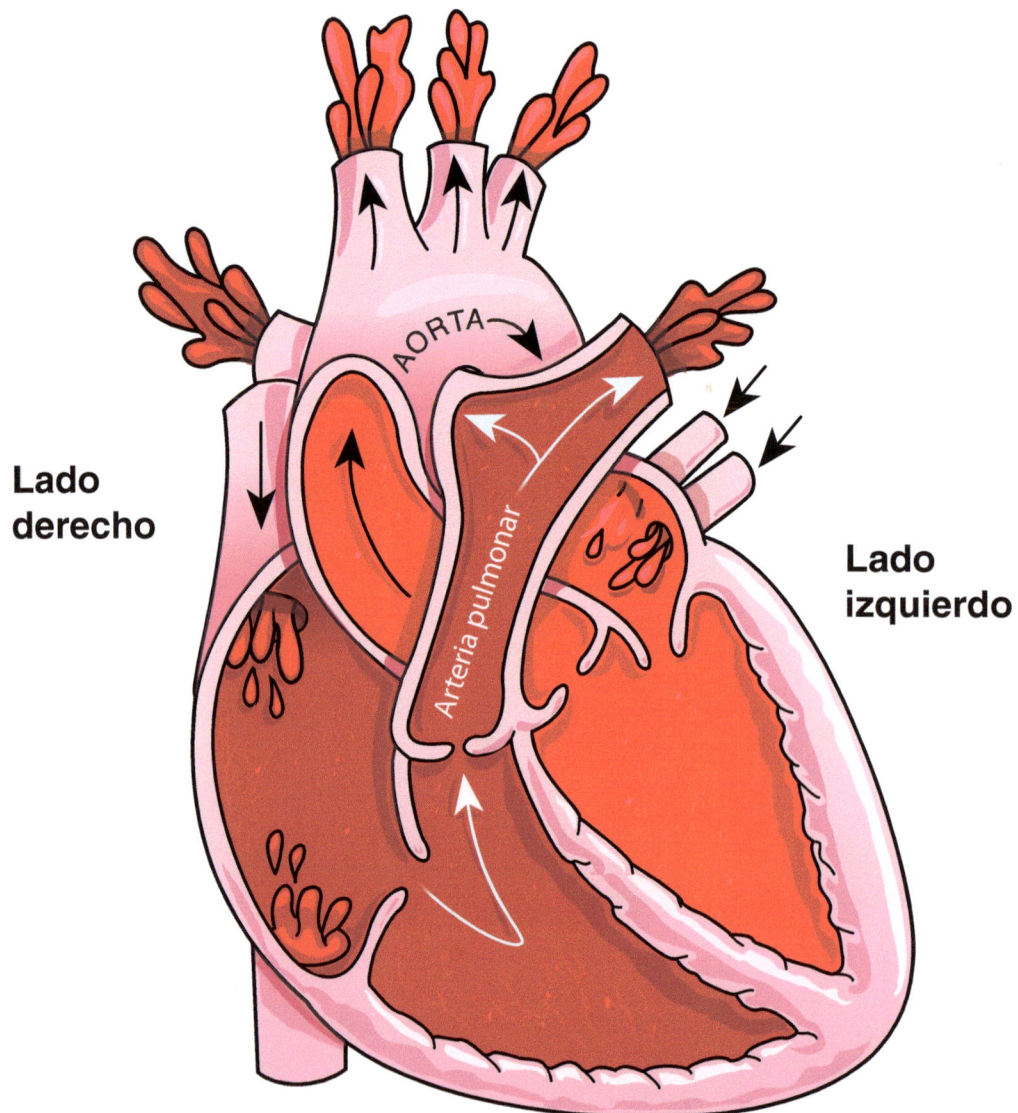

Lado derecho

AORTA

Arteria pulmonar

Lado izquierdo

Cirugía del corazón

La cirugía del corazón se realiza cuando la función normal del corazón ha cambiado debido a una enfermedad de las arterias coronarias, enfermedad de las válvulas u otros problemas cardíacos.

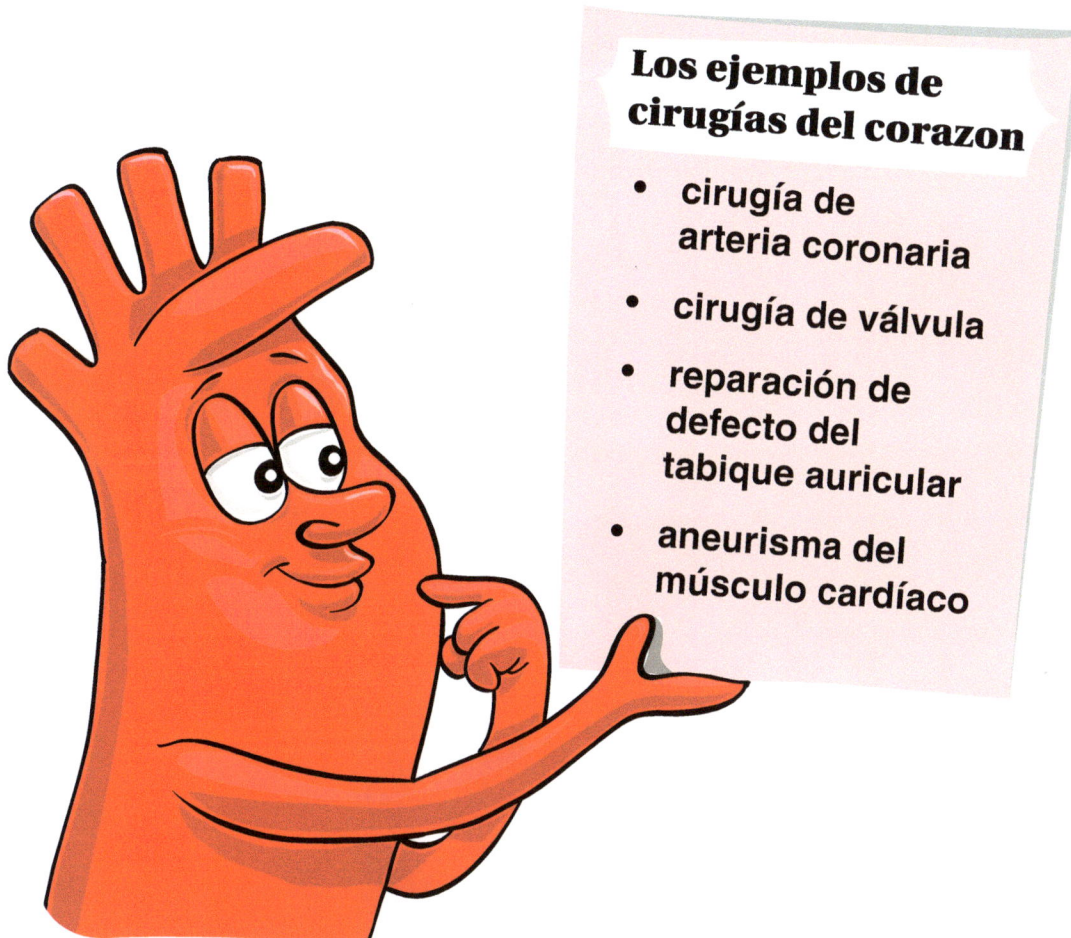

Los ejemplos de cirugías del corazon

- cirugía de arteria coronaria
- cirugía de válvula
- reparación de defecto del tabique auricular
- aneurisma del músculo cardíaco

En muchas cirugías del corazón se usa una máquina para desviar el flujo sanguíneo del corazón a los pulmones. Esta máquina hace el trabajo de bombeo del corazón y de oxigenar la sangre de los pulmones mientras el corazón está en reposo. La sangre va del corazón a la máquina en donde se limpia, se oxigena y se bombea de nuevo al cuerpo. Cuando termina la cirugía, el corazón gradualmente resume su trabajo de bombear la sangre por todo el cuerpo. Algunas cirugías de las arterias se realizan sin la máquina cardiopulmonar. Esto se conoce como cirugía "sin circulación ectracorpórea".

Las arterias coronarias

Al músculo cardíaco lo alimentan las arterias coronarias que salen de la aorta. Estas arterias traen oxígeno y sustancias nutritivas al músculo cardíaco. En la superficie del corazón se encuentran dos arterias coronarias principales. Éstas se dividen en ramas más pequeñas para que todas las partes del corazón reciban sustancias nutritivas.

La arteria coronaria izquierda empieza con una parte pequeña que se conoce como la principal izquierda (tronco principal de la arteria coronaria izquierda), la cual se divide en la rama descendiente anterior y la rama circunfleja. La primera alimenta el lado izquierdo y el frente del músculo cardíaco, y la circunfleja lleva sangre a la parte posterior del corazón por el lado izquierdo. La arteria coronaria derecha alimenta el lado derecho del corazón y tiene ramas que se extienden hacia la parte posterior.

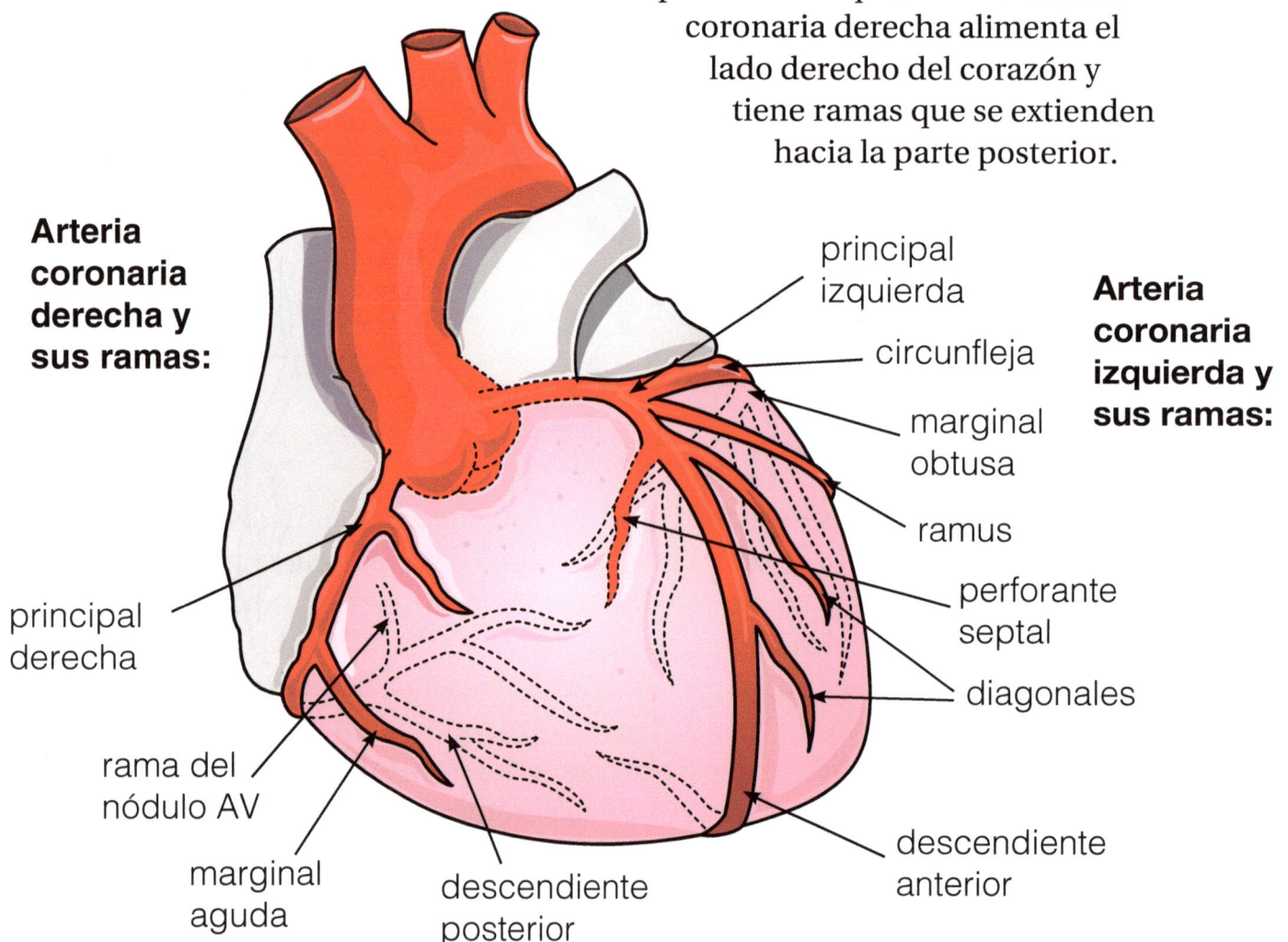

Arteria coronaria derecha y sus ramas:

Arteria coronaria izquierda y sus ramas:

principal izquierda

circunfleja

marginal obtusa

ramus

perforante septal

diagonales

descendiente anterior

principal derecha

rama del nódulo AV

marginal aguda

descendiente posterior

Enfermedad de arteria coronaria

Las arterias coronarias se pueden estrechar por acumulación de capas de grasa en las paredes de las arterias (aterosclerosis*). Como resultado, pasa menos sangre por ellas. Si una arteria coronaria se estrecha, el músculo cardíaco no puede recibir suficiente sangre y oxígeno. Cuando esto ocurre, se puede presentar la angina de pecho.

Angina

La angina está advirtiendo que el corazón no está recibiendo suficiente sangre y oxígeno. Los síntomas incluyen: **presión, tirantez, opresión, dolor, ardor** o **calambres** en el pecho, brazo, nuca o mandíbula o **dificultad para respirar** (falta de aire). A usted le puede dar angina cuando el corazón está trabajando más fuerte de lo usual durante el ejercicio, cuando está exaltado y después de comer. También le puede dar angina cuando está descansando.

La manera más rápida de aliviar la angina es con nitroglicerina (NTG) y con descanso. Si no se alivia la angina, la falta de flujo de sangre puede causar daños en el músculo cardíaco (un infarto). Los síntomas del infarto son similares a los de la angina, pero a menudo son más intensos y pueden incluir náusea y sudoración. Con frecuencia las mujeres se sienten extremadamente cansadas, con dificultad para respirar, náuseas y mareos.

* La aterosclerosis es un tipo de arteriosclerosis, el término médico para el "endurecimiento de las arterias".

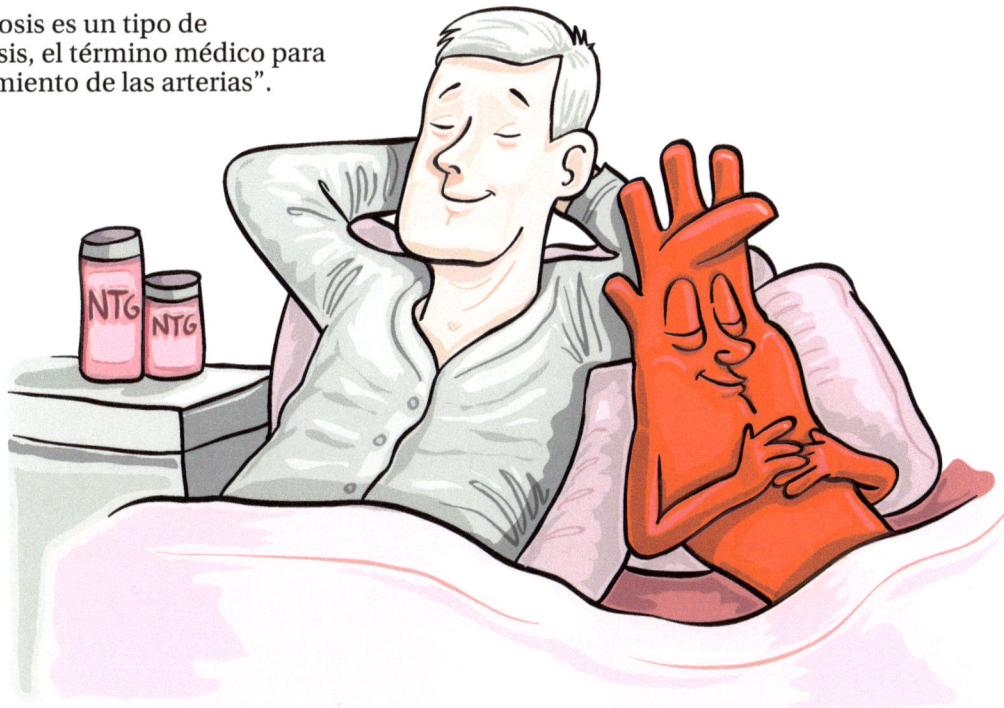

Cirugía de arteria coronaria

La cirugía de la arteria coronaria se hace para establecer un puente (desvío) sobre uno o más bloqueos de las arterias coronarias. El puente aumenta el flujo sanguíneo al músculo cardíaco para aliviar la angina y mejorar la función cardíaca. Para el injerto del puente se puede usar una vena de la pierna (vena safena) o una arteria del pecho (arteria mamaria interna) o una arteria del antebrazo (arteria radial). El tipo de injerto que se usa depende del número y localización de los bloqueos que usted tenga.

Cuando se usa una vena de la pierna o una arteria del brazo, un extremo se cose a la aorta y el otro extremo a la arteria coronaria por debajo del bloqueo. Su cuerpo todavía puede funcionar de la manera apropiada sin las arterias o venas que se usan para la cirugía de desvío.

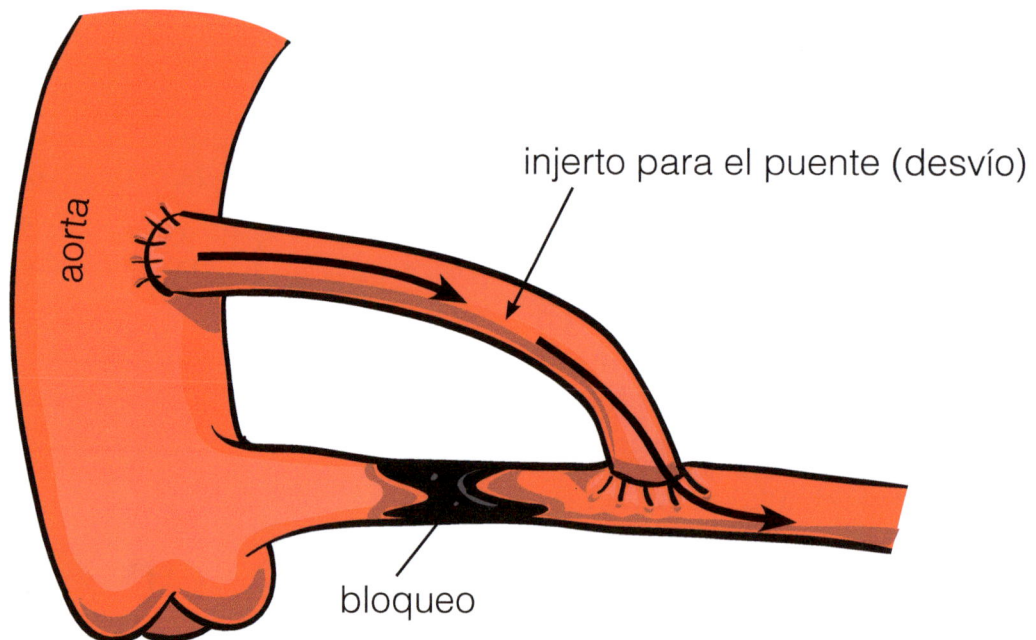

Arteria coronaria

Cuando se usa una arteria mamaria interna, un extremo se deja conectado a una rama de la aorta. El otro extremo se cose a la arteria coronaria por debajo del bloqueo. La sangre enriquecida con oxígeno fluye a través del injerto para llegar al músculo cardíaco.

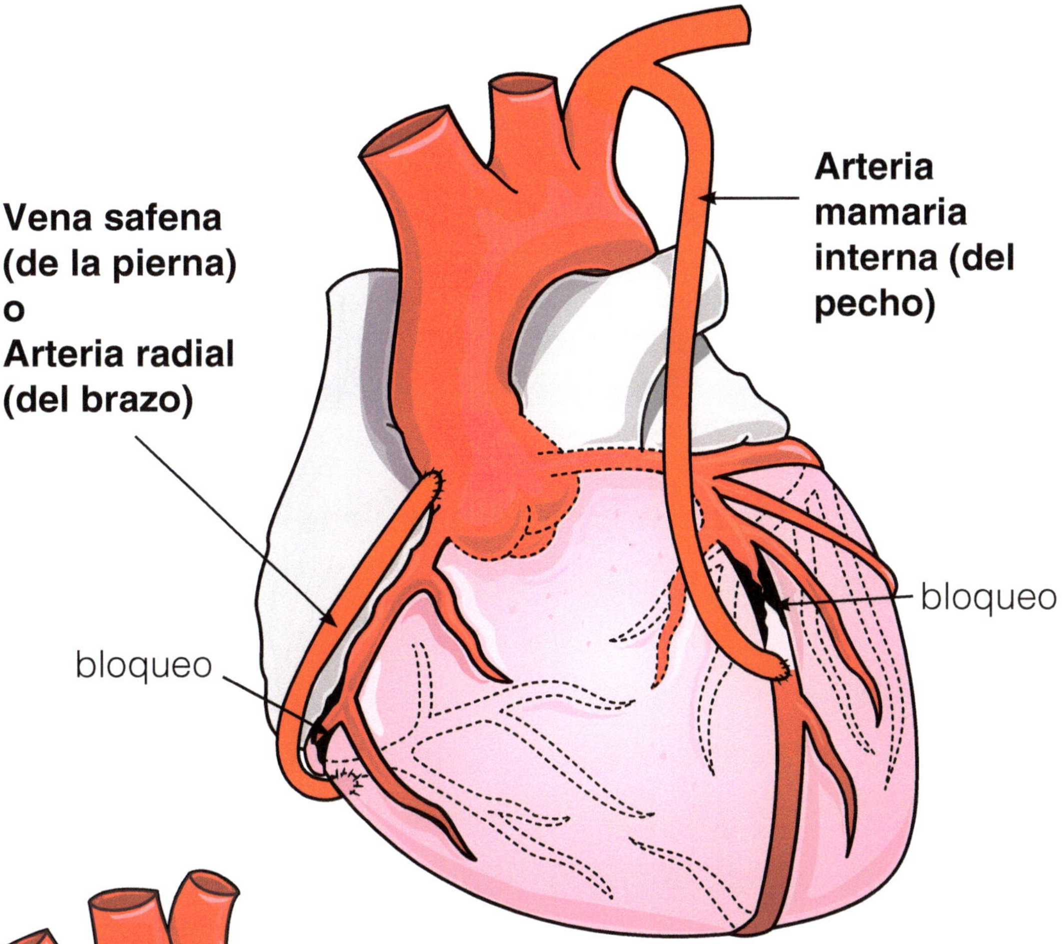

Vena safena
(de la pierna)
o
Arteria radial
(del brazo)
Arteria
mamaria
interna (del
pecho)
bloqueo
bloqueo

Pídale a su enfermera o a su médico que haga un círculo en el sitio de su injerto o sus injertos para el puente.

Arteria
coronaria
derecha y
sus ramas:
principal
derecha
rama del
nódulo AV
marginal
aguda
descendiente
posterior
principal
izquierda
Arteria
coronaria
izquierda y
sus ramas:
circunfleja
marginal
obtusa
ramus
perforante
septal
diagonales
descendiente
anterior

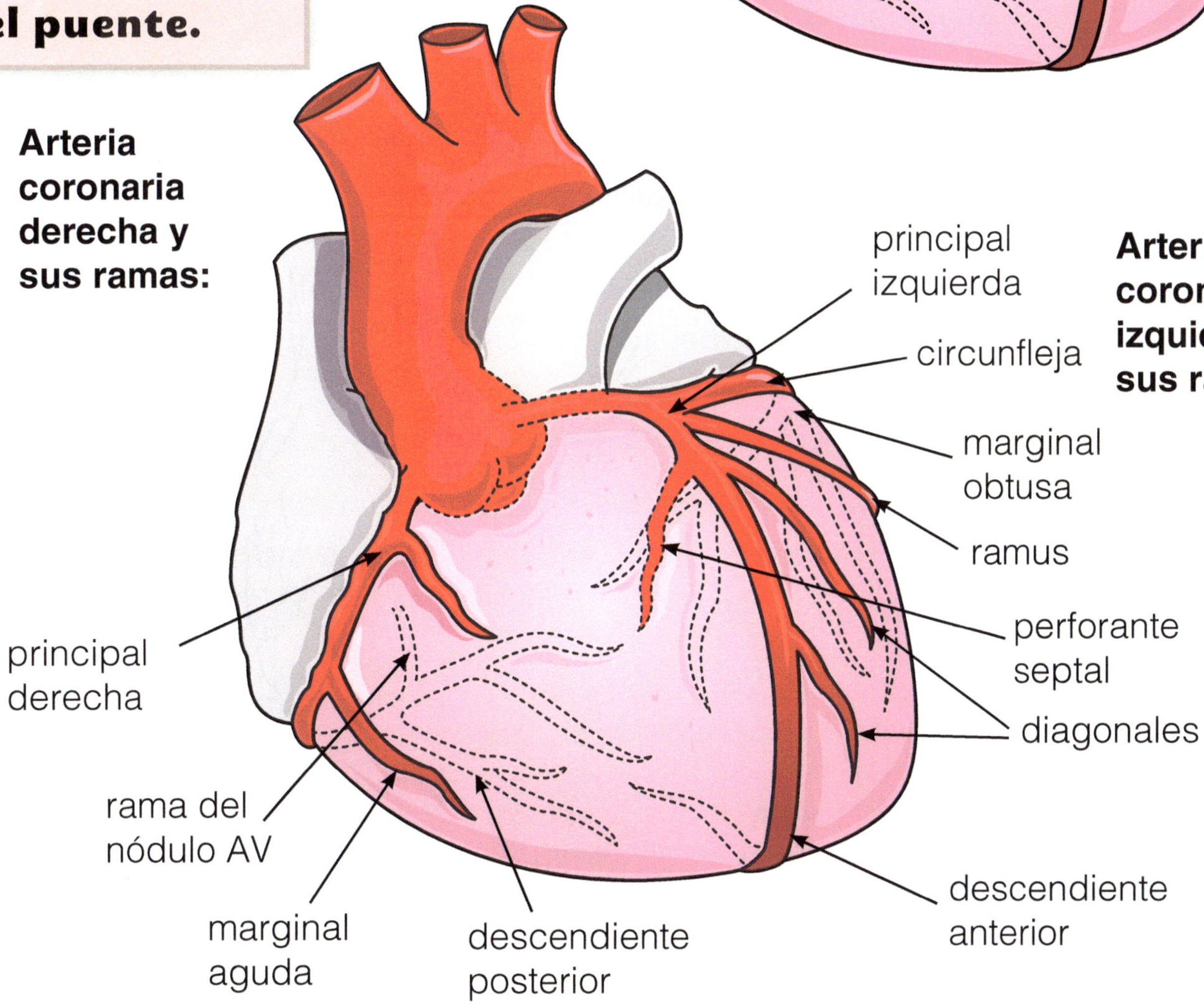

Factores de riesgo

Se sabe que hay ciertos riesgos que aumentan las probabilidades en el futuro de tener bloqueos en las arterias. Usted no puede cambiar ciertos riesgos como la edad, el sexo y una historia familiar de enfermedades del corazón. Pero si puede controlar riesgos como:

- **fumar**

- comer mucha **grasa saturada**

- **presión arterial elevada**

- **diabetes**

- **colesterol alto**

- **la obesidad**
(más del 20% de sobrepeso)

- tensión o **estrés**

- **falta de ejercicio**

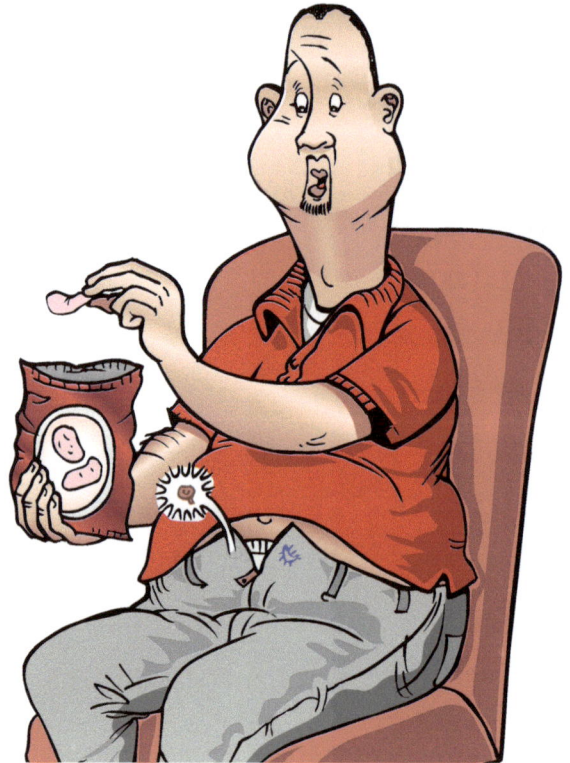

También, están expuestas a un riesgo más alto las personas con **diabetes** o con **historia familiar** de enfermedad cardíaca.

Usted puede elgir entre:

FUMAR	COMER MUCHA GRASA	SOBREPESO	PRESIÓN ARTERIAL ELEVADA	POCO O NADA DE EJERCICIo	EL AZUCAR ALTO EN LA SANGRE
o	o	o	o	o	o
NO FUME	COMA POCA GRASA	UN BUEN PESO CORPORAL	PRESIÓN ARTERIAL CONTROLADA	HAGA EJERCICIO DE 3 A 4 VECES POR SEMANA	EL AZUCAR CONTROLADO EN LA SANGRE

Ver la pág. 51.

Enfermedad de válvula cardíaca

Las válvulas cardíacas normales son estructuras delgadas y suaves que dirigen la sangre por las cámaras del corazón. Las válvulas pueden ser cambiadas o sufrir daños por defectos congénitos, infecciones, fiebres reumáticas o la escarlatina. Con el tiempo se puede formar en ellas un tejido cicatricial o engrosamiento. Con estos cambios, es más difícil que se abran las válvulas (estenosis) o no se pueden cerrar por completo (insuficiencia). Las válvulas aórtica y mitral son las que se dañan con más frecuencia. Estas válvulas controlan el flujo sanguíneo por la cámara de bombeo principal.

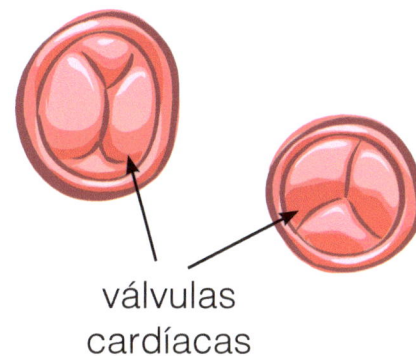

válvulas
cardíacas

Cuando las válvulas no se abren ni se cierran como deben, menos sangre pasa por ellas. Esto hace que el corazón trabaje más fuerte para bombear sangre al cuerpo. Si el corazón no puede hacerlo, ocurre una falla cardíaca. Las válvulas anormales también pueden causar latidos irregulares o que se formen coágulos de sangre en el corazón.

Con la falla cardíaca, no hay vaciamiento de sangre del corazón. Esta retrocede a los pulmones y a otras partes del cuerpo. Como resultado, ocurre la dificultad para respirar, la hinchazón, la tos o la fatiga excesiva.

A veces, las medicinas mejoran el bombeo del corazón y alivian la falla cardíaca. Pero con frecuencia la cirugía es necesaria para ayudarle al corazón a funcionar mejor.

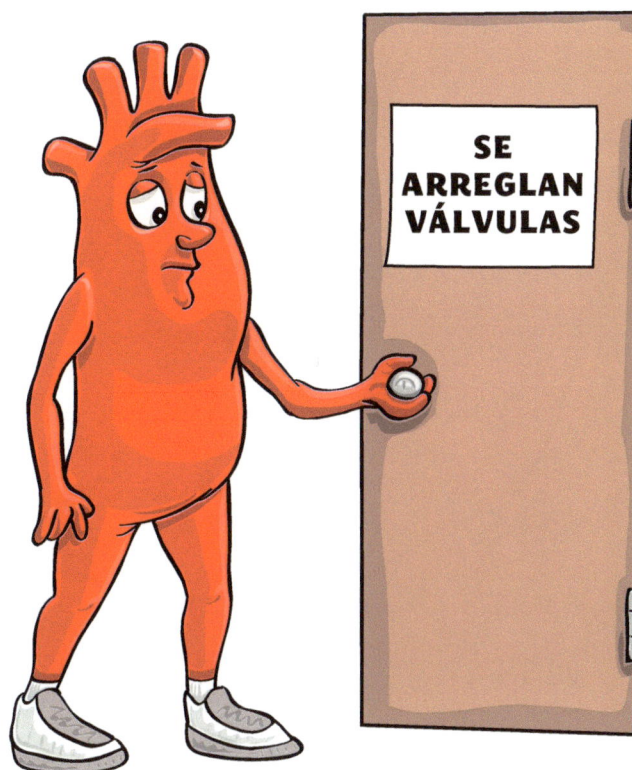

SE
ARREGLAN
VÁLVULAS

Cirugía de válvula cardíaca

Cuando es posible, se repara la válvula cardíaca suya. Pero con más frecuencia se tiene que reemplazar la válvula dañada. Algunas personas se sienten mejor inmediatamente después de la cirugía puesto que se les alivian los síntomas. Pero para la mayoría de las personas tienen que pasar varios meses antes de que sientan los beneficios de la cirugía de válvula cardíaca. El corazón tarda en recuperarse de la sobrecarga de trabajo que estaba haciendo antes de la cirugía. Por esta razón, su doctor le puede pedir que siga tomando sus medicinas y que siga un régimen alimenticio especial.

Si se reemplaza la válvula, se hará ya sea con una válvula mecánica o con una de tejido. La válvula de tejido puede provenir de un animal (heteroinjerto) o de un ser humano (homoinjerto). A continuación se muestran algunas de las válvulas que se pueden usar. La suya puede ser un poco diferente de las que aparecen aquí.

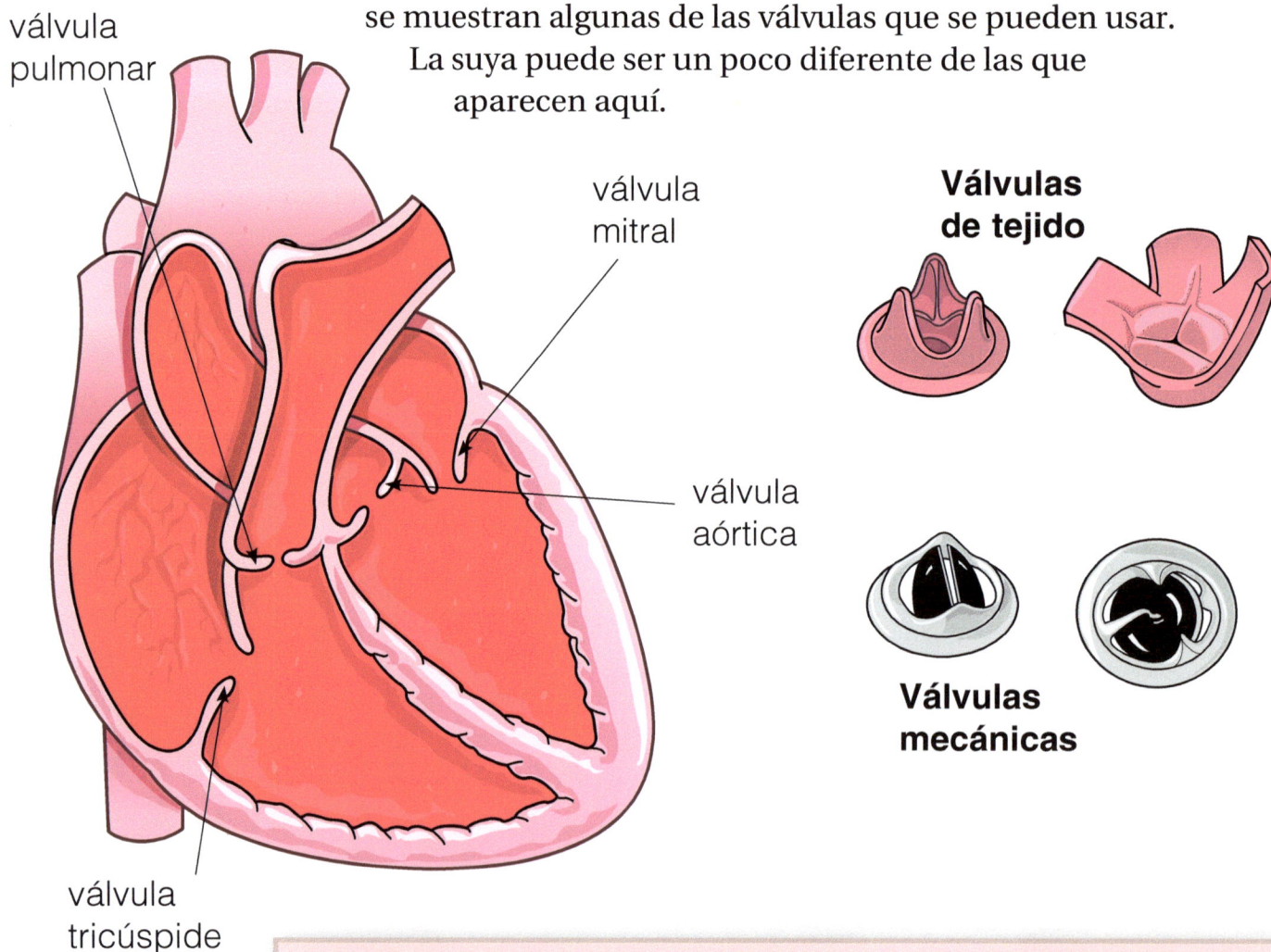

válvula pulmonar

válvula mitral

Válvulas de tejido

válvula aórtica

válvula tricúspide

Válvulas mecánicas

Pídale a su enfermera o a su médico que escriba aquí el nombre de la válvula que se usó (_____) y que marque el sitio en que se colocó con un círculo.

Prevención de la endocarditis bacteriana

La endocarditis bacteriana es muy seria. Es una infección de las álvulas o de la membrana que recubre el interior del corazón (endocardio). Puede dañar o destruir las válvulas cardíacas.

La endocarditis bacteriana puede ocurrir cuando entran bacterias al torrente sanguíneo durante una infección, trabajo dental, cirugía o al hacer procedimientos o poner inyecciones endovenosas con agujas que no están limpias. Cualquier persona que tiene un **defecto cardíaco, enfermedad de válvula cardíaca,** o a quien se le ha practicado una **cirugía de válvula cardíaca tiene un alto riesgo** de contraer esta infección.

PRECAUCIÓN

Tomar antibióticos puede reducirle el riesgo de infección. Pregunte a su médico si le puede recetar antibióticos antes de que se efectúe cualquiera de los siguientes procedimientos:

- **TODO trabajo dental:** limpieza de rutina, rellenos o extracción de la raíz de un diente o tratamiento para úlceras bucales

- **cualquier cirugía mayor**

- **cirugías menores como:** drenaje de un absceso, amigdalectomía, apendectomía, cirugía de la próstata, procedimientode dermatología y, en algunos casos, al dar a luz

- **procedimientos que le causan trauma a los tejidos del cuerpo:** exámenes de la vejiga, algunos exámenes del recto y del colon

Los síntomas de la endocarditis pueden ser vagos. Debe llamar a su médico si le da fiebre, sudores, escalofrío, pérdida del apetito o cansancio que no desaparece en 2 ó 3 días. Para el tratamiento de la endocarditis bacteriana se dan antibióticos, y antes de recetarlos se deben sacar muestras de sangre para hacer cultivos.

Anticoagulantes

A algunas personas se les forman coágulos dentro de una arteria, una vena o el corazón. Esto puede ser un problema en personas con latidos irregulares, o que han tenido coágulos sanguíneos anteriormente o con válvulas cardíacas que se han reemplazado. Para disminuir la posibilidad de tener otro coágulo sanguíneo, se receta un anticoagulante (como el Coumadin).

Los anticoagulantes (a menudo llamados también "diluyentes de sangre") prolongan el tiempo que normalmente toma la sangre para coagularse. Si usted está tomando un anticoagulante, **mantenga sus citas para los exámenes de sangre de rutina** (tiempo de protrombina / INR). El "tiempo de protrombina / INR" le indica al médico el tiempo que tarda su sangre en coagularse. Este tiempo se usa para decidir la dosis correcta de anticoagulante para usted. Mientras esté en el hospital, es muy probable que le hagan exámenes de sangre diarios. Cuando regrese a su casa, la prueba de protrombina / INR se le deberá hacer una vez por semana. Esto puede necesitar hacerse más tarde sólo una vez al mes.

PRECAUCIÓN

Observe cualquier señal de pérdida de sangre si está tomando un anticoagulante. Debe avisarle a su médico inmediatamente si usted nota:

- heces negras

- orin de color rosado o rojo

- magullamientos (moretones) excesivos o hinchazón no explicable

- dolores de cabeza severos o dolor abdominal

- vómitos que se ven como café molido

- sangre que le sale abundantemente de la nariz o de las encías

- período menstrual abundante

No use aspirina ni medicinas que contengan aspirina (Bufferin, Alka-Seltzer, remedios para resfriados, etc.) o **medicinas antiinflamatorias no esteroides** (Motrin, Advil, Aleve, naproxen, ibuprofen, etc.) mientras esté tomando un anticoagulante. Esto podría ocasionarle sangramientos. Lea todas las etiquetas.

Otras cosas que se deben tener en cuenta al usar anticoagulantes son:

- El acetaminofén (Tylenol, Datril, Anacin-3, etc.) recetado por su médico puede ser usado para dolores leves y para dolores de cabeza.

- Tome únicamente las medicinas que le recete su médico. Muchas de las medicinas que se compran sin receta y remedios de hierbas pueden cambiar la forma en que actúa su anticoagulante.

- Si ha planeado hacerse un trabajo o cirugía dental, debe decirle al dentista o cirujano que usted está tomando anticoagulantes. Su médico quizás le indique que los deje de tomar por un tiempo.

- Si va a hacer un viaje largo, dígale a su médico para poder planear sus pruebas de sangre mientras esté de viaje.

- Debe llevar consigo una identificación (ID) que diga que usted está tomando anticoagulantes.

- Beber alcohol en demasía mientras esté tomando un anticoagulante puede causar sangramiento. Hable con su médico respecto al uso de alcohol.

- No juegue deportes de contacto (fútbol americano, fútbol, rugby, etc.). Con frecuencia ocurren lesiones en estos deportes que pueden causar sangramientos.

- Tome su anticoagulante exactamente como se lo recete su médico. NUNCA decida por su cuenta dejar de tomar el anticoagulante.

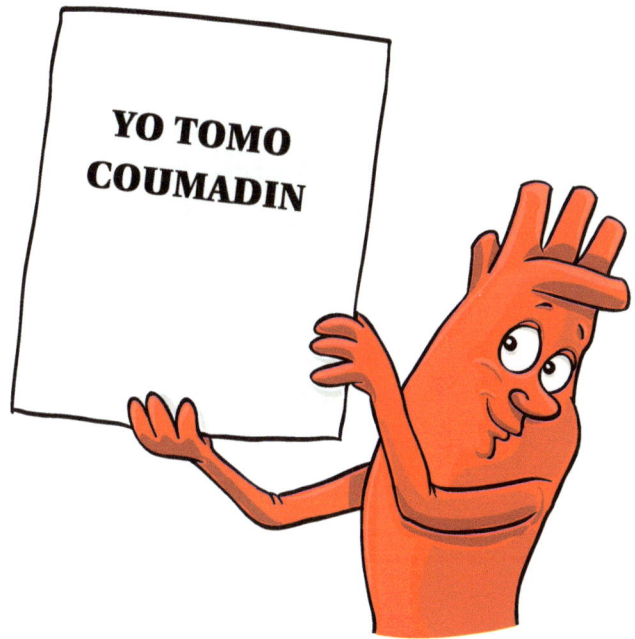

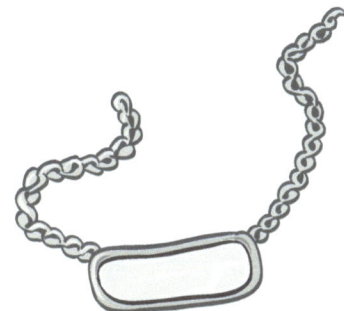

identificación médica

También se puede hacer cirugía cardíaca para un defecto del tabique auricular o para un aneurisma del músculo cardíaco.

Defecto del tabique auricular

Algunas veces, el tabique que divide las cámaras superiores del corazón no se cierra por completo y deja un orificio que permite que la sangre pase entre ambas cámaras. Es debido a eso que pueden ocurrir problemas con infecciones respiratorias, fatiga, dificultad para respirar o latidos irregulares. Al hacer la cirugía, se cose el orificio o se le pone un parche de pericardio o de un material sintético.

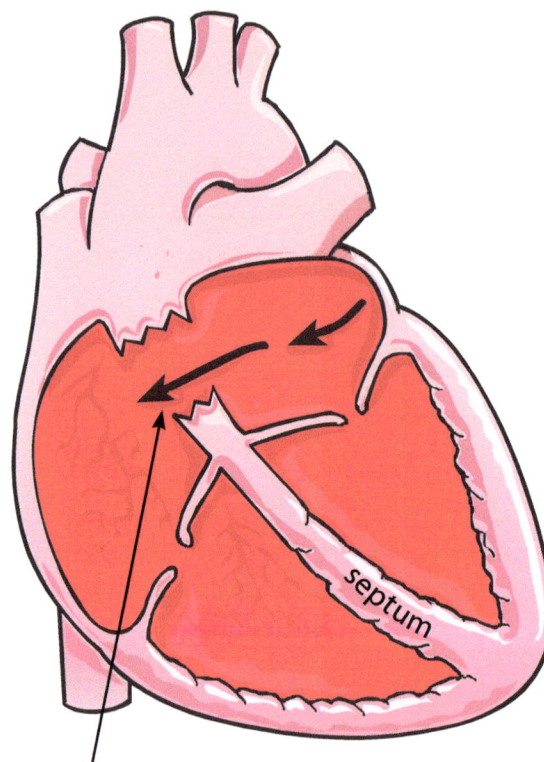

septum

defecto del
tabique auricular

Aneurisma del músculo cardíaco

Después de un ataque cardíaco puede ocurrir una distensión del músculo cardíaco (aneurisma ventricular). Si esto sucede, el corazón no bombea muy bien. Usted puede tener dificultad para respirar, dolor o palpitaciones irregulares. Al hacer la cirugía, el área distendida se recorta o se le pone un parche.

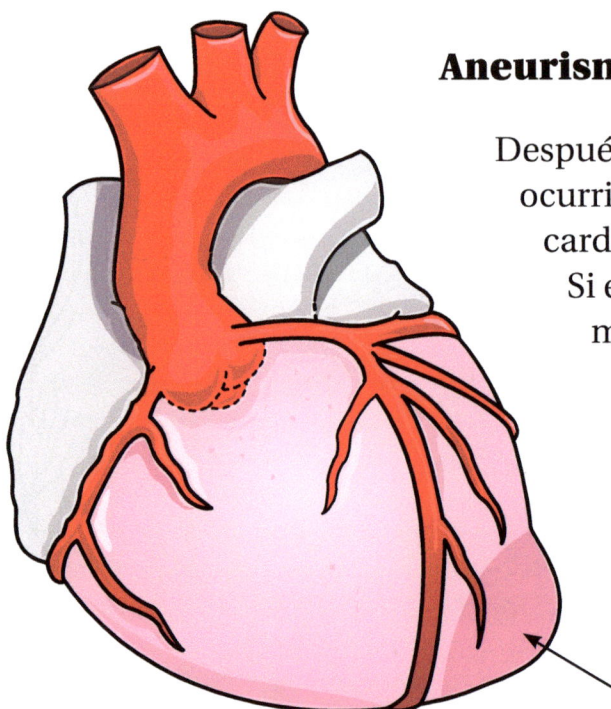

aneurisma

Notas & Recursos

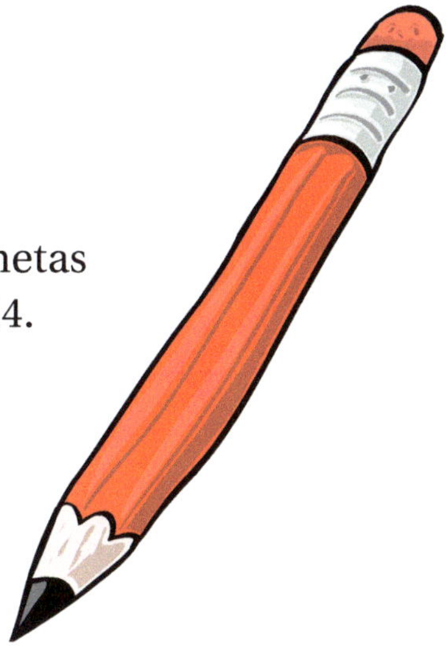

Factores de riesgo

Haga una lista de los factores de riesgo en su vida y sus metas para reducirlos. Compare sus respuestas con la página 44.

Factor de riesgo   **Metas**

_____   _____

_____   _____

_____   _____

_____   _____

_____   _____

_____   _____

Caminar para hacer ejercicio

	Tiempo empleado	Veces/día	Paso
ejemplo	5 minutos	1	5 min/milla
1a. semana en casa			
2a. semana en casa			
3a. semana en casa			
4a. semana en casa			
5a. semana en casa			
6a. semana en casa			
7a. semana en casa			
8a. semana en casa			
9a. semana en casa			

Camine a un paso moderado. Este ejercicio puede hacerle sentir un poco sofocado, pero no permita que llegue al punto de faltarle el aire para hablar*. Si se toma el pulso, no debe aumentar a más de _____.
Si su pulso aumenta a más de esto, camine más despacio.

Hable con su doctor sobre su progreso y ajuste sus caminatas de acuerdo a lo que él o ella sugiera.

* La prueba del habla consiste en caminar a un paso en que no tenga que hacer un esfuerzo para hablar.

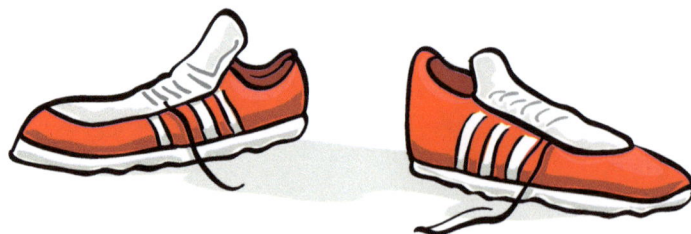

Ejercicio en la bicicleta estacionaria

	Tiempo empleado	Frecuencia	Tensión	Velocidad
ejemplo	15 minutos	1 vez/día	ninguna	5 min/milla
1a. semana en casa				
2a. semana en casa				
3a. semana en casa				
4a. semana en casa				
5a. semana en casa				
6a. semana en casa				
7a. semana en casa				
8a. semana en casa				
9a. semana en casa				

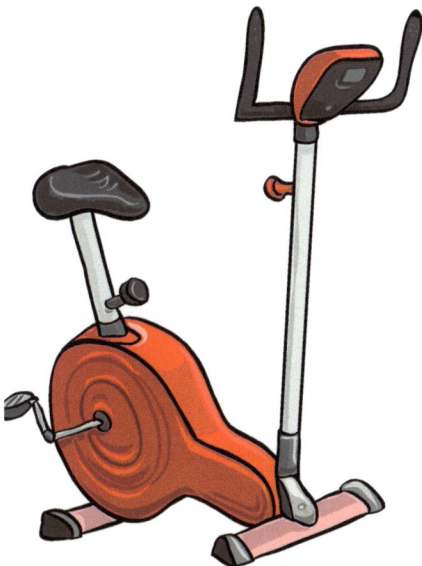

Hable sobre su progreso con su médico o con su equipo de rehabilitación cardíaca.

Medicinas

Haga una lista de las medicinas que tomará en casa. (Su médico o enfermera le puede ayudar a preparar la lista.)

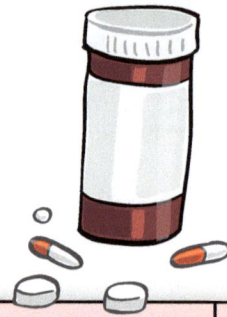

Nombre	Para qué sirve	Cuándo tomarla	Qué tanto debe tomar

Revise las páginas 22-23 sobre las medicinas. Revise las páginas 48-49 si está tomando un anticoagulante.

Usted debe saber cuál es el efecto que causa cualquier medicina que esté tomando y el posible efecto secundario que podría tener.

Sepa a cuáles síntomas debe ponerle cuidado y cuándo llamar a su doctor. (Revise las páginas 32 y 33.)

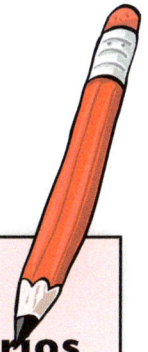

Por cuánto tiempo tomarla	Cómo tomarla (con las comidas, etc.)	Efectos secundarios

Médico: _____

Número de teléfono: _____

Mi próxima cita es: _____

Mi próxima prueba de laboratorio (si se ordena) es: _____

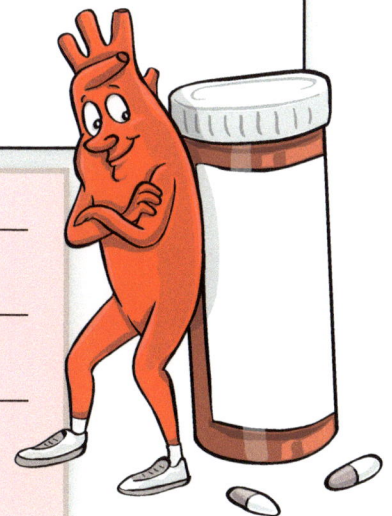

Para obtener más ayuda... (en inglés)

American Dietetic Association
120 South Riverside Plaza, Ste 2000
Chicago, IL 60606-6995
1-800-877-1600
eatright.org

American Heart Association
National Center
7272 Greenville Avenue
Dallas, TX 75231
1-800-AHA-USA1 (242-8721)
heart.org

Depression Awareness
Recognition and Treatment
(National Institute of Mental Health)
1-866-615-6464

National Cancer Institute
Quit Smoking Line
1-877-448-7848

Libros publicados
por Pritchett & Hull

The Active Heart (cardiac rehab)
Angina
Blood Pressure Control
Chill Out! And Control Stress
Exercise for Heart & Health
Going for Heart Surgery
It's Heartly Fare (nutrition)
Off the Beat (dysrhythmias)
Ready to Quit (smoking)
The Sensuous Heart
     (sex after heart attack
      or heart surgery)
A Stronger Pump (heart failure)
Wake Up Call
     (risk factors/heart disease)

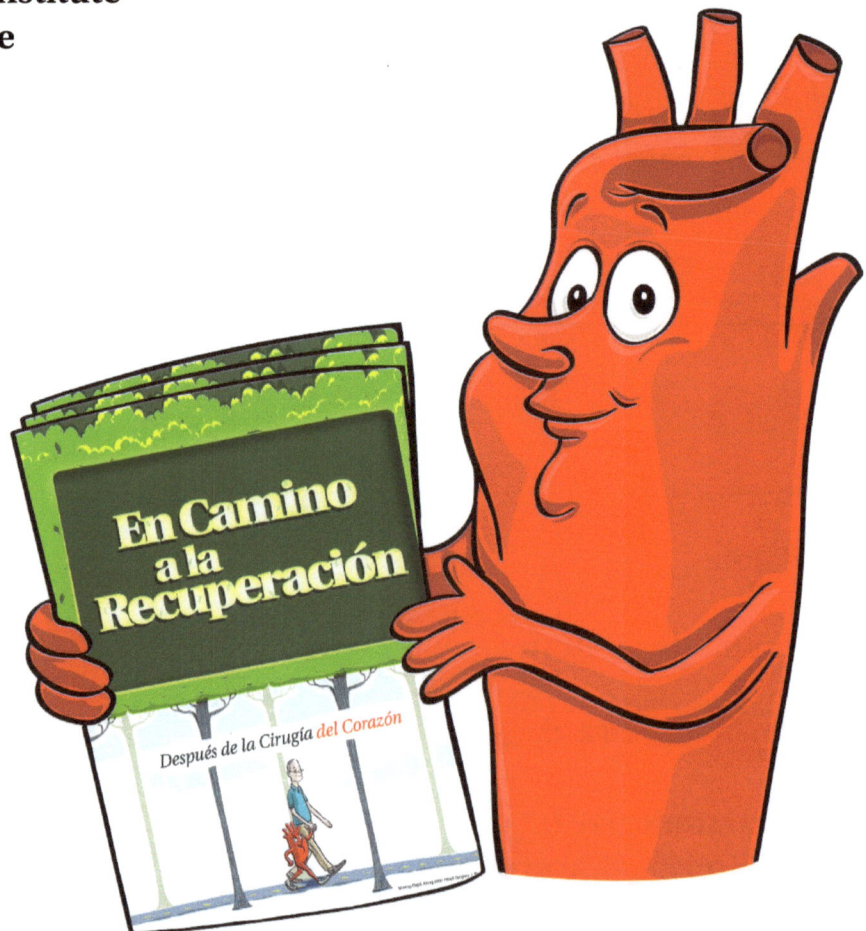

Lista de verificatión (para usted o su familia)

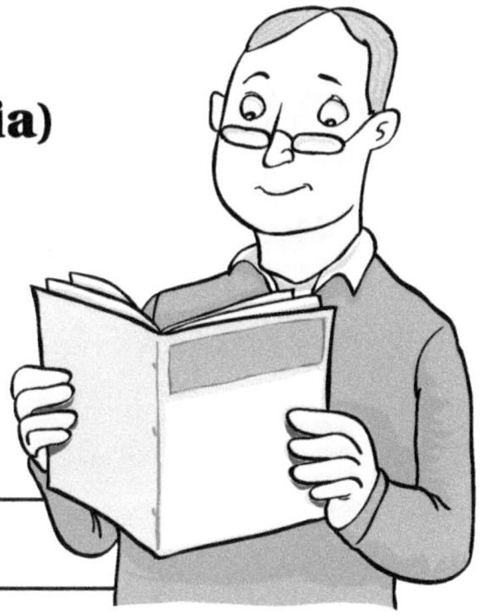

Es difícil recordar todo lo que le dicen en el hospital. Tome notas antes de regresar a casa, y haga que le den una respuesta a todas sus preguntas.

_____

_____

_____

_____

_____

_____

_____

_____

_____

_____

_____

_____

_____

_____

_____

_____

_____

Haga los pedidos de este libro a:

PRITCHETT & HULL ASSOCIATES, INC.
3440 OAKCLIFF RD NE STE 110
ATLANTA GA   30340–3006
1-800-241-4925

2014 Edicíon

A lo largo de este libro, cada que Pritchett & Hull Associates,
Inc. estaba en conocimiento de nombres de productos para
los cuales se ha reclamado una marca registrada, tales nombres
se han impreso usando la primera letra en
mayúscula (por ejemplo, Coumadin).

Impreso en EE.UU.